essentials

Essentials liefern aktuelles Wissen in konzentrierter Form. Die Essenz dessen, worauf es als „State-of-the-Art" in der gegenwärtigen Fachdiskussion oder in der Praxis ankommt. *Essentials* informieren schnell, unkompliziert und verständlich

- als Einführung in ein aktuelles Thema aus Ihrem Fachgebiet
- als Einstieg in ein für Sie noch unbekanntes Themenfeld
- als Einblick, um zum Thema mitreden zu können

Die Bücher in elektronischer und gedruckter Form bringen das Fachwissen von Springerautor*innen kompakt zur Darstellung. Sie sind besonders für die Nutzung als eBook auf Tablet-PCs, eBook-Readern und Smartphones geeignet. *Essentials* sind Wissensbausteine aus den Wirtschafts-, Sozial- und Geisteswissenschaften, aus Technik und Naturwissenschaften sowie aus Medizin, Psychologie und Gesundheitsberufen. Von renommierten Autor*innen aller Springer-Verlagsmarken.

Juliane Wurm · Petra Zimmermann

COVID-19 bei Kindern – Lehren aus der Pandemie

Epidemiologie, Immunologie, Symptome, Diagnostik, Therapie, Langzeitfolgen und Prävention

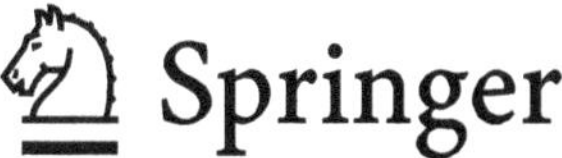

Juliane Wurm
Pädiatrie, HRF Fribourg
Villars-sur-Glâne, Schweiz

Pädiatrie, Kinderspital Zentralschweiz
Luzern, Schweiz

Petra Zimmermann
Fakultät für Gesundheitswissenschaften
und Medizin, Universität Luzern und
Kinderspital Zentralschweiz
Luzern, Schweiz

Mathematisch-Naturwisschenschaftliche
und Medizinische Fakultät
Universistät Freiburg
Freiburg, Schweiz

ISSN 2197-6708 ISSN 2197-6716 (electronic)
essentials
ISBN 978-3-662-72848-2 ISBN 978-3-662-72849-9 (eBook)
https://doi.org/10.1007/978-3-662-72849-9

Die Deutsche Nationalbibliothek verzeichnet diese Publikation in der Deutschen Nationalbibliografie; detaillierte bibliografische Daten sind im Internet über https://portal.dnb.de abrufbar.

Springer ist ein Imprint der eingetragenen Gesellschaft Springer-Verlag GmbH, DE und ist ein Teil von Springer Nature.
Die Anschrift der Gesellschaft ist: Heidelberger Platz 3, 14197 Berlin, Germany

Was Sie in diesem *essential* finden können

- Wie sich die Epidemiologie von COVID-19 im Kindesalter im Verlauf der Pandemie verändert hat, welche Rolle Kindertagesstätten und Schulen in der Übertragung spielten und welche Gruppen besonders betroffen waren.
- Wie das kindliche Immunsystem auf SARS-CoV-2 reagiert und worin sich die Immunantwort von der Erwachsener unterscheidet.
- Wie sich COVID-19 bei Kindern klinisch manifestiert, wie die Diagnose gestellt wird und welche Therapieansätze sich als wirksam erwiesen haben.
- Welche Komplikationen bei Kindern auftreten können – insbesondere PIMS-TS und Post-COVID – was über deren Pathophysiologie bekannt ist und wie sie behandelt werden.
- Welche indirekten Folgen die Pandemie für andere Infektionskrankheiten, Bildung und psychische Gesundheit hatte – und welche Lehren sich daraus für Prävention und Versorgung ziehen lassen.

Competing Interests Die Autor*innen haben keine für den Inhalt dieses Manuskripts relevanten Interessenkonflikte.

Inhaltsverzeichnis

Abkürzungsverzeichnis

ACE2	Angiotensin-Converting Enzyme 2
ARDS	Acute Respiratory Distress Syndrome/(akutes respiratorisches Distresssyndrom)
ASS	Acetylsalicylsäure
CDC	Centers for Disease Control and Prevention
COVID-19	Coronavirus Disease 2019
CRP	C-reaktives Protein
CT	Computertomografie
DTP	Impfstoff gegen Diphtherie, Tetanus, Pertussis
ECMO	Extrakorporale Membranoxygenierung
EMA	European Medicines Agency/Europäische Arzneimittelagentur
FDA	Food and Drug Administration
HCoV	Humane Coronaviren (endemische Typen, z. B. 229E, NL63, OC43, HKU1)
IFN	Interferon
IL	Interleukin
IST	Inadäquate Sinustachykardie
IV	Intravenös
IVIG	Intravenöse Immunglobuline
MIS-C	Multisystem Inflammatory Syndrome in Children (US-Begriff für PIMS-TS)
NSAR	Nichtsteroidale Antirheumatika
PCR	Polymerase-Kettenreaktion
PIMS-TS	Paediatric Inflammatory Multisystem Syndrome – Temporally associated with SARS-CoV-2
POTS	Posturales orthostatisches Tachykardiesyndrom
PRR	Pattern Recognition Receptor/Mustererkennungsrezeptor

RCT	Randomisierte kontrollierte Studie
RSV	Respiratorisches Synzytialvirus
SAR	Sekundäre Attack Rate
SARS-CoV-2	Severe Acute Respiratory Syndrome Coronavirus 2
TMPRSS2	Transmembran-Serinprotease 2
TNF	Tumornekrosefaktor
TSS	Toxisches Schocksyndrom
WHO	Weltgesundheitsorganisation

Ungleich getroffen: COVID-19-Folgen für Kinder 1

COVID-19 hat die Welt tiefgreifend verändert – und gerade Kinder stehen im Zentrum vieler Debatten über die Auswirkungen der Pandemie. Zwar zeigen sie im Vergleich zu Erwachsenen meist mildere Krankheitsverläufe, dennoch sind die Folgen für ihre Gesundheit, Bildung und ihr psychosoziales Wohlbefinden erheblich. Der Umgang mit COVID-19 im Kindesalter erfordert ein differenziertes Verständnis der einzigartigen Herausforderungen dieser Altersgruppe. Während die direkten gesundheitlichen Auswirkungen oft weniger schwerwiegend sind, zeigen sich zunehmend indirekte Folgen, die die körperliche, emotionale und kognitive Entwicklung von Kindern beeinträchtigen können. Die Schließung von Schulen, der Rückgang sozialer Kontakte und eingeschränkte Freizeitmöglichkeiten haben das Leben vieler Kinder drastisch verändert. Diese Entwicklungen stellen nicht nur eine unmittelbare Belastung dar, sondern werfen auch zentrale Fragen zu den langfristigen Auswirkungen auf das Bildungs- und Gesundheitssystem auf. Besonders deutlich werden die Folgen in sozioökonomisch benachteiligten Familien, in denen die Pandemie bestehende Ungleichheiten weiter verschärft hat. Zudem kam es in vielen Regionen zu einem Rückgang der Routineimpfungen – bedingt durch Versorgungsengpässe, erschwerten Zugang und zunehmende Impfskepsis –, was das Risiko impfpräventabler Erkrankungen erhöht (z. B. Masern). Diese und viele weitere Aspekte machen deutlich: COVID-19 bei Kindern ist ein unverzichtbares Thema, das die Aufmerksamkeit von Forschung, Politik und Gesellschaft weiterhin erfordert. Ein vertieftes Verständnis der besonderen Bedürfnisse von Kindern in Krisenzeiten und der möglichen Langzeitfolgen für ihre Gesundheit und Entwicklung ist entscheidend, um wirksame Maßnahmen zu entwickeln und zukünftige Pandemien in einer Weise zu bewältigen, die auch den jüngsten Generationen gerecht wird.

J. Wurm und P. Zimmermann, *COVID-19 bei Kindern – Lehren aus der Pandemie*, essentials, https://doi.org/10.1007/978-3-662-72849-9_1

Epidemiologie

2

2.1 Entwicklung der Fallzahlen bei Kindern

Am 11. März 2020 stufte die Weltgesundheitsorganisation (WHO) COVID-19 als Pandemie ein [1]. Ein offizielles Ende wurde bisher nicht ausgerufen; am 5. Mai 2023 hob die WHO jedoch den Status der gesundheitlichen Notlage von internationale Tragweite auf [2]. Die Pandemie verlief in mehreren Wellen, geprägt von unterschiedlichen Virusvarianten. Besonders die Omikron-Variante führte weltweit – auch bei Kindern – zu einem sprunghaften Anstieg der Fallzahlen.

Zu Beginn der Pandemie machten Kinder lediglich 1 bis 5 % aller bestätigten COVID-19-Fälle aus. Im Vergleich zu Infektionen mit anderen respiratorischen Viren – etwa Influenza- oder Respiratorischem Synzytial-Virus (RSV) ist das ungewöhnlich niedrig, da dort junge Kinder oft besonders betroffen sind [3]. Im weiteren Verlauf änderte sich das Bild deutlich: Mit jeder Pandemiewelle stiegen die Fallzahlen bei Kindern absolut und relativ an – während der Omikron-Welle lag ihr Anteil schließlich bei 10 bis 23 % der Gesamtfälle [3].

Ein zentraler Indikator zur Einschätzung des Infektionsgeschehens ist die sekundäre Attackrate (SAR), also der Anteil der engen Kontaktpersonen, die sich nach Exposition mit einer infizierten Person anstecken. Bei Kindern liegen die SAR-Werte für SARS-CoV-2 in der Regel unter denen von Erwachsenen [4]. Die SAR steigt mit der Erkrankungsschwere der Indexperson. Omikron wies variantenübergreifend die höchsten SAR-Werte auf – bedingt durch höhere Transmissibilität und Immunflucht –, obwohl die Verläufe im Mittel milder waren [4]. Die tatsächliche Rolle von Kindern bei der Übertragung von SARS-CoV-2 bleibt dennoch schwer zu bestimmen, u. a. weil sie seltener als Indexfälle identifiziert werden: Kinder sind häufiger asymptomatisch oder nur mild erkrankt und werden deshalb seltener getestet bzw. gemeldet [5].

J. Wurm und P. Zimmermann, *COVID-19 bei Kindern – Lehren aus der Pandemie*, essentials, https://doi.org/10.1007/978-3-662-72849-9_2

2.2 Die Rolle von Kindertagesstätten und Schulen in der COVID-19-Pandemie

Während der COVID-19-Pandemie wurde intensiv darüber diskutiert, inwieweit Kindertagesstätten und Schulen zur Verbreitung von SARS-CoV-2 beitragen. Zu Beginn galten diese Einrichtungen oft als potenzielle Hotspots für Übertragungen, was zu umfassenden Schließungen führte. Im weiteren Verlauf zeigte sich jedoch, dass das Übertragungsrisiko in diesen Einrichtungen bei konsequenter Umsetzung von Schutzmaßnahmen wie Belüftung, Maskenpflicht und regelmäßigen Tests, vergleichsweise gering war [5], [6], [7].

Selbst bei hohen Fallzahlen im schulischen Umfeld stammte die Mehrheit der Infektionen aus dem privaten Bereich. In der Regel wurden bei erwachsenen Mitarbeitenden höhere SARs beobachtet als bei Kindern. Auch waren die SARs in Haushalten meist höher als in Kitas oder Schulen. Zudem trugen Schulen vermutlich nicht wesentlich zur Gesamtinzidenz, Hospitalisierungen oder Mortalität von COVID-19 bei [7].

Die Wirksamkeit der Schutzmaßnahmen in Schulen variiert:

- Masken und regelmäßiges Lüften können die Virusverbreitung unter Schüler/innen verringern [7], [8], [9].
- Ob vermehrtes Händewaschen in Schulen einen Einfluss auf die Reproduktionszahl hat, bleibt unsicher [10].
- Test-to-Stay-Regeln, bei denen Schüler/innen nach engem Kontakt mit einer infizierten Person durch regelmäßige Tests weiter am Unterricht teilnehmen dürfen, scheinen kein höheres Risiko zu verursachen als Quarantänemaßnahmen [7].
- Maßnahmen wie Kohortenbildung, Verkleinerung der Klassen oder hybrides Lernen könnten zwar einen gewissen Einfluss auf die Virusverbreitung haben, doch die Datenlage bleibt unsicher [7], [9], [10], [11].
- Auch der Nutzen regelmäßiger Massentests in Schulen ist bislang nicht eindeutig belegt [7], [9].
- Ob Schulschließungen die COVID-19 Inzidenz, Übertragungsrate, Reproduktionszahl und/oder die COVID-19-bedingte Mortalität senken, bleibt ungewiss [10].
- Die Evidenz zu mehrkomponentigen Schutzmaßnahmen in Schulen ist uneinheitlich, mit überwiegend positiven, aber teils fehlenden Effekten auf Fallzahlen [10].

Gleichzeitig wurde deutlich, dass Schulen weit mehr sind als nur Bildungsorte: Sie spielen eine zentrale Rolle für die soziale, emotionale und psychologische Stabilität von Kindern. Schulschließungen führten zu erheblichen Lernrückständen, die alle Altersgruppen betrafen. Je länger die Schließungen andauerten, desto größer waren die Defizite. Die Rückstände zeigten sich frühzeitig und blieben trotz Investitionen in digitale Informations- und Kommunikationstechnologie während der gesamten Pandemie bestehen. Diese Entwicklungen sind besorgniserregend, da Lernrückstände das Risiko für Schulabbrüche erhöhen, was wiederum schwerwiegende Folgen für Zukunftschancen, Einkommen, Gesundheit und das allgemeine Wohlbefinden hat [12]. Auch eine Zunahme von häuslicher Gewalt wurde während der Pandemie beobachtet [13].

2.3 Sozioökonomische Faktoren und COVID-19 bei Kindern

Sozioökonomische Faktoren haben einen erheblichen Einfluss auf die Verbreitung, den Verlauf und die gesundheitlichen Folgen von COVID-19 bei Kindern. Kinder aus benachteiligten Verhältnissen infizieren sich häufiger mit SARS-CoV-2 und werden häufiger stationär aufgenommen (Abb. 2.1) [14]. In mehreren Ländern wurde beobachtet, dass Kinder schwarzer, asiatischer oder gemischter ethnischer Zugehörigkeit im Vergleich zu weißen Kindern seltener getestet werden, dabei jedoch eine höhere Positivrate aufweisen und häufiger stationär aufgenommen werden [15]. Auch die Mortalität ist in sozioökonomisch schwächeren Gruppen erhöht [16]. Zu den Ursachen zählen unter anderem:

- beengte Wohnverhältnisse,
- erhöhtes Expositionsrisiko,
- geringere Impfraten,
- eingeschränkter Zugang zur Gesundheitsversorgung [17], [18].

Auch in Deutschland waren Kinder aus Familien mit niedrigem sozioökonomischem Status, Migrationshintergrund oder prekären Wohnverhältnissen während der Pandemie besonders belastet. Zusätzlich zu der höheren Infektionsrate [14], zeigten sich verstärkt Ängste sowie eine verringerte gesundheitsbezogene Lebensqualität [19]. Schulschließungen trafen Kinder aus einkommensschwachen Haushalten und marginalisierten Gruppen besonders stark, da ihnen oft der Zugang zu digitalen Lernangeboten fehlte. Zudem sind viele dieser Kinder stärker auf die Schule als Ort für Ernährung, Struktur und emotionale Unterstützung angewiesen [20].

Sozioökonomische Faktoren
• Marginalisierte Gruppen
• Migrationshintergrund
• Niedriges Haushaltseinkommen
• Beengte Wohnverhältnisse
Erhöhte Exposition und Infektionsrisiko
• Höheres berufliches Expositionsrisiko der Eltern
• Höhere Infektionsraten
• Mehr Haushaltsübertragungen
• Geringere Impfraten
Verringerter Schutz und Unterstützung
• Eingeschränkter Zugang zur Gesundheitsversorgung
• Schulschließungen → Verlust von Ernährung, Struktur, psychosozialer Unterstützung
• Niedrigere Testquoten
• Verzögerte Diagnose
Gesundheitliche Folgen bei Kindern
• Mehr stationäre Behandlungen
• Höhere Mortalität in Ländern mit mittlerem/niedrigem Einkommen
• Mehr Ängste
• Geringere gesundheitsbezogene Lebensqualität
• Stärkere psychische Belastung
• Stärkere Lernrückstände

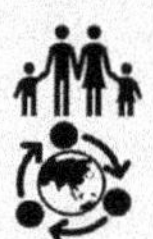

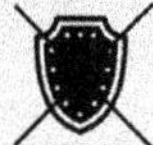

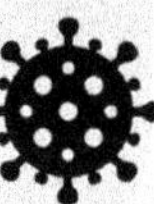

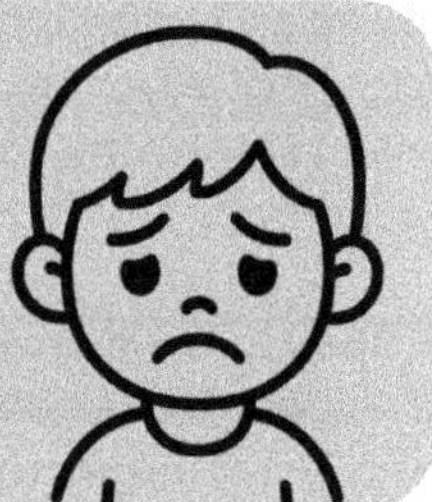

Abb. 2.1 Sozioökonomische Risikofaktoren und deren Auswirkung auf Kinder während der COVID-19 Pandemie

Auch global zeigen sich ausgeprägte Unterschiede: In Ländern mit niedrigem und mittlerem Einkommen ist die Mortalitätsrate bei Kindern durch COVID-19 sowohl absolut (2,8 vs. 1,3 Todesfälle pro 1'000'000 Kinder) als auch relativ (Fallsterblichkeitsrate: 0,3 % vs. 0,03 %) deutlich höher als in Ländern mit hohem Einkommen [21]. In Ländern mit hohem Einkommen ist jedoch die Rate an Intensivstationsaufenthalten höher (0.4 % vs. 0.1 %) – dies vermutlich aufgrund demografischer Faktoren, besserer Testverfügbarkeit, besserem Zugang zur medizinischen Versorgung und eines aggressiverem Management schwerer Verläufe [21].

3 Immunologie

Kinder werden durch eine Infektion mit SARS-CoV-2 deutlich seltener schwer krank als Erwachsene. Grund dafür sind insbesondere immunologische Unterschiede: Das kindliche Immunsystem reagiert sowohl in der angeborenen als auch in der adaptiven Phase der Immunantwort anders – meist effektiver – auf das Virus als dasjenige von Erwachsenen [22], [23].

3.1 Angeborene Immunantwort

SARS-CoV-2 gelangt in erster Linie über die Atemwege in den Körper und anschließend durch Membranfusion und/oder Endozytose, vermittelt über das Spike-Protein, in die Zellen. Das Spike-Protein enthält eine Rezeptorbindungsdomäne, die mit dem zellulären Rezeptor Angiotensin-konvertierendes Enzym 2 (ACE2) interagiert, sowie eine polybasische S1/S2-Spaltstelle, die proteolytisch durch die Transmembran-Serinprotease 2 (TMPRSS2) und das zelluläre Cathepsin L gespalten wird [24]. Es gibt Hinweise darauf, dass Kinder im Nasen- und Bronchialepithel geringere Mengen an ACE2 und TMPRSS2 exprimieren, die Studienlage hierzu ist jedoch uneinheitlich [25], [26], [27]. Neben dem rezeptorvermittelten Eintritt über ACE2/TMPRSS2 erkennen Zellen SARS-CoV-2 über Mustererkennungsrezeptoren (**pattern recognition receptors,** PRRs) an der Zelloberfläche, in Endosomen und im Zytosol; bei RNA-Viren dominieren endosomale und zytosolische Sensoren. Die Atemwegsepithelzellen, Makrophagen und dendritischen Zellen von Kindern weisen eine höhere Grundexpression von PRRs auf. Dadurch ist ihr Immunsystem auf eine schnelle Viruserkennung und eine frühe antivirale Antwort bei Kontakt mit SARS-CoV-2 vorbereitet, was die

J. Wurm und P. Zimmermann, *COVID-19 bei Kindern – Lehren aus der Pandemie*, essentials, https://doi.org/10.1007/978-3-662-72849-9_3

Virusvermehrung und -ausbreitung begrenzt [28], [29]. Sobald Zellen wie Makrophagen, dendritische Zellen oder natürliche Killerzellen das Virus registrieren, setzen Signalwege ein, die eine Ausschüttung von Zytokinen wie Tumornekrosefaktor, Interferonen (IFN) und Interleukinen (IL-1, IL-6, IL-8) auslösen [30]. Im Nasensekret lassen sich bei Kindern höhere Konzentrationen an IFN-α2, IFN-γ, IL-1β und IL-8 nachweisen [27], wobei bei Säuglingen insbesondere die Konzentrationen von IFN-γ und IL-6 positiv mit der Viruslast in der Nasenschleimhaut korrelieren [31]. Säuglinge weisen im Vergleich zu älteren Kindern insgesamt niedrigere Zytokinspiegel auf [31]. Die Zytokinausschüttung erreicht bei Kindern früh ihren Höhepunkt und klingt rasch – meist innerhalb etwa einer Woche – wieder ab. Dies trägt möglicherweise dazu bei, das Virus zu kontrollieren, ohne eine langanhaltende Entzündung zu verursachen [32]. Eine Besonderheit von SARS-CoV-2 ist, dass das Virus mehrere Mechanismen nutzt, um der Erkennung durch PRRs zu entgehen und die IFN-Produktion zu hemmen [24].

3.2 Adaptive Immunantwort

Wenn es dem Virus gelingt, die erste Immunbarriere zu überwinden, wird die adaptive Immunantwort aktiviert. Auch hier zeigen sich deutliche Unterschiede zwischen Kindern und Erwachsenen. Bei Kindern sind T-Zell-Antworten – insbesondere Spike-spezifische – häufig stärker ausgeprägt als bei Erwachsenen; zudem weisen sie eine hohe Funktionalität und geringe Erschöpfung auf [33]. Auch die adaptive humorale Immunantwort ist bei Kindern stark ausgeprägt. Gedächtnis-B-Zellen, die spezifisch für SARS-CoV-2 sind, bleiben in den Mandeln und Adenoiden erhalten, was auf eine langanhaltende gewebespezifische Immunität in den oberen Atemwegen hinweist [34]. Bereits wenige Tage nach der Infektion entwickeln sich IgM- und später IgG-Antikörper gegen SARS-CoV-2 [35], [36]. Die Spiegel neutralisierender Antikörper sind zwischen Kindern und Erwachsenen im Allgemeinen ähnlich [33]. Kinder weisen jedoch höhere Spike-Protein-spezifische Antikörpertiter auf – auch gegen Virusvarianten – und diese bleiben etwa 9 bis 17 Monate nachweisbar [37], [38]. Während bei Erwachsenen nach etwa sechs Monaten ein Abfall der Antikörperspiegel zu beobachten ist, bleiben sie bei Kindern bis mindestens 12 Monate weitgehend stabil [33]. Sowohl symptomatische als auch asymptomatische Infektionen führen bei Kindern zu vergleichbaren langfristigen Antikörperantworten [39]. Zu Beginn der Pandemie bestand die Hypothese, dass Kinder durch wiederholte Exposition gegenüber endemischen humanen Coronaviren (z. B. OC43, NL63) einen zusätzlichen immunologischen Vorteil haben könnten. Diese Annahme ließ sich jedoch nicht bestätigen: hinsichtlich vorhandener Antikörper gegen andere humane Coronaviren zeigen sich keine Unterschiede zwischen Kindern und Erwachsenen und präexistente Antikörper gegen das Spike-Protein sind auch bei Kindern selten [27], [40].

Symptome und Krankheitsverlauf 4

COVID-19 Symptome bei Kindern sind vielfältig und oft unspezifisch. Milde Verläufe werden bei 33 bis 79 % und moderate Verläufe bei 22 bis 51 % beschrieben [41]. Der Anteil asymptomatischer SARS-CoV-2-Infektion variiert zwischen Studien. Schätzungen zufolge verläuft etwa ein Drittel der SARS-CoV-2-Infektionen bei Kindern ohne erkennbare Symptome (19,20), wobei Jugendlichen den höchsten Anteil asymptomatischer Verläufe aufweisen. Insgesamt entfällt rund die Hälfte aller asymptomatischen SARS-CoV-2 Infektionen auf Kinder [43].

4.1 Klinisches Bild bei ambulant behandelten Kindern

Bei Kindern mit SARS-CoV-2-Infektion, die nicht stationär werden, treten am häufigsten folgende Symptome auf:

- Rhinitis (26–62 %),
- Kopfschmerzen (15–55 %),
- Husten (13–50 %),
- Fieber (8–27 %) und
- Halsschmerzen (8–15 %) [44], [45].

Allerdings ist die Häufigkeit von Rhinitis nicht höher als bei Kindern ohne nachgewiesene SARS-CoV-2-Infektion [44].

J. Wurm und P. Zimmermann, *COVID-19 bei Kindern – Lehren aus der Pandemie*, essentials, https://doi.org/10.1007/978-3-662-72849-9_4

4.2 Klinisches Bild bei stationär behandelten Kindern

Etwa 1 % der mit SARS-CoV-2 infizierten Kinder muss stationär behandelt werden. Von denjenigen, die aufgrund einer Infektion in der Notaufnahme vorgestellt werden, wird weniger als jedes fünfte Kind stationär aufgenommen [46]. Die mediane Dauer des Krankenhausaufenthalts beträgt zwei Tage [47]. Die mediane Symptomdauer liegt bei acht Tagen [48]. Zu den häufigsten Symptomen stationär behandelter Kinder mit SARS-CoV-2 Infektion zählen:

- Fieber (46–67 %) und/oder Husten (32–56 %).
- Andere respiratorische Symptome wie Rhinitis (15–43 %) oder Halsschmerzen (17–18 %) treten seltener auf [49], [50].
- Gastrointestinale Symptome wie Erbrechen, Durchfall oder Bauchschmerzen betreffen etwa 30 % der Kinder [50].
- Neurologische Symptome treten seltener auf (ca. 5 %) und umfassen Kopfschmerzen, Geruchs- oder Geschmacksstörungen sowie Krampfanfälle [50].
- Dermatologische Symptome wie Hautausschlag sind ebenfalls selten [50].

Schwere Verläufe sind selten:

- Etwa 15 % der stationär behandelten Kinder benötigen eine Sauerstofftherapie [50].
- Weniger als 10 % der stationär behandelten Kinder benötigen eine intensivmedizinische Behandlung [50].
- Eine invasive Beatmung oder der Einsatz von Inotropika ist bei unter 2 % der stationär behandelten Kinder erforderlich [50].
- Die Letalität liegt bei 0,02 % aller infizierten Kinder und bei etwa 1 % der stationär behandelten Kinder [51].

4.3 Symptomvielfalt: Alters- und Variantenabhängigkeit sowie Differenzialdiagnosen

Die Symptomatik von COVID-19 bei Kindern variiert je nach Alter:

- Neugeborene präsentieren sich häufig mit Fieber ohne erkennbaren Fokus oder mit Trinkschwäche [52].

- Säuglinge sind besonders oft von Fieber und Atemwegssymptomen betroffen. Mehr als 60 % der unter 2-Jährigen zeigen das klinische Bild einer Bronchiolitis [50], [53].
- Gastrointestinale Symptome treten vor allem bei Schulkindern auf.
- Neurologische Symptome treten häufiger bei älteren Kindern auf [50].

Die Symptomatik hat sich im Verlauf der Pandemie verändert. Zu Beginn traten Fieber und respiratorische Symptome seltener auf, wurden aber mit späteren Virusvarianten – insbesondere Omikron – deutlich häufiger beobachtet. Symptome wie Konjunktivitis, pseudokruppartige Beschwerden und Krampfanfälle wurden nahezu ausschließlich im Zusammenhang mit der Omikron-Variante beschrieben [50].

Diagnostik 5

Die Diagnostik von COVID-19 bei Kindern unterscheidet sich in einigen Punkten von der bei Erwachsenen. Einerseits verlaufen Infektionen mit SARS-CoV-2 im Kindesalter oft mild oder asymptomatisch, was die klinische Einschätzung erschwert. Andererseits ist es in vielen Fällen wichtig, COVID-19 von anderen viralen Atemwegsinfekten wie Influenza oder RSV abzugrenzen – das gilt zwar auch für Erwachsene, ist aber im Kindesalter besonders relevant für Therapieentscheidungen, Isolationsmaßnahmen und epidemiologische Bewertungen.

5.1 PCR, Multiplex-PCR, Antigen-Schnelltests, Serologie

Die Entscheidung, ob ein Test auf SARS-CoV-2 durchgeführt wird, richtet sich nach klinischem Bild, Expositionsrisiko, Jahreszeit und Setting. In vielen Kliniken ist ein Screening vor stationärer Aufnahme oder operativen Eingriffen etabliert. Bei Kindern im Kita- oder Schulalter spielt auch die Frage der Weiterverbreitung im sozialen Umfeld eine Rolle.

Der Goldstandard für den Nachweis einer akuten SARS-CoV-2-Infektion ist die Polymerase-Kettenreaktion (PCR), idealerweise aus einem Nasopharyngealabstrich (Tab. 5.1). Bei kleinen Kindern kommen oft vordere Nasenabstriche zum Einsatz, da sie besser toleriert werden. Alternativ kann ein Nasopharyngealaspirat bzw. eine Nasopharyngealspülung gewonnen werden; deren Sensitivität ist mindestens vergleichbar, teils sogar höher als beim Abstrich, jedoch ist die Gewinnung invasiver und aerosolbildend (geeignete Schutzmaßnahmen erforderlich) [54], [55]. In manchen Settings, insbesondere bei älteren Kindern und Jugendlichen, wird auch Speichel als Probenmaterial genutzt, der bei Kindern

J. Wurm und P. Zimmermann, *COVID-19 bei Kindern – Lehren aus der Pandemie*, essentials, https://doi.org/10.1007/978-3-662-72849-9_5

eine Sensitivität von 85 % und eine Spezifizität von 99 % zeigt [56]. Eine Metaanalyse mit über 7900 erwachsenen ambulanten Patient/innen (über 16.000 Proben) zeigte, dass kombinierte Nasen- und Rachenabstriche die höchste Sensitivität aufwiesen (97 %), gefolgt von nasalen Abstrichen (86 %), Speichelproben (85 %) und Rachenabstrichen (68 %) [57]. Die Spezifität lag bei allen Probenarten konsistent hoch zwischen 97 % und 99 % [57]. In seltenen Fällen, etwa bei beatmeten Kindern, kann eine bronchoalveoläre Lavage zur Diagnostik eingesetzt werden, die eine hohe Sensitivität (>90 %) bietet [58].

Multiplex-PCR-Systeme bieten die Möglichkeit, SARS-CoV-2 gemeinsam mit anderen viralen Erregern – insbesondere Influenza und RSV – in einer einzigen Testung nachzuweisen [59]. Solche Tests sind besonders sinnvoll, wenn sich Epidemien überlagern und eine schnelle Differenzierung zwischen verschiedenen viralen Infekten zur gezielten Isolierung im Krankenhaus erforderlich ist. Sie sparen Zeit und Probenmaterial, sind allerdings kostenintensiver und nicht überall verfügbar.

Antigen-Schnelltests liefern rasch Ergebnisse und spielen eine wichtige Rolle im Alltag, etwa im Schul- oder Kliniksetting, diagnostisch sind sie jedoch limitiert. Eine Metaanalyse mit über 6000 Kindern ergab eine Sensitivität von rund 72 % bei symptomatischen und nur 56 % bei asymptomatischen Kindern, bei jeweils hoher Spezifität (>98 %) [60]. Die bessere Testleistung bei symptomatischen Personen lässt sich vermutlich durch Unterschiede in der Viruslast sowie durch das Testzeitfenster erklären: Die meisten symptomatischen Personen wurden innerhalb von sieben Tagen nach Symptombeginn getestet, während asymptomatische Personen zu unterschiedlichen Zeitpunkten getestet wurden – darunter auch in sehr frühen (prä-symptomatischen) oder späten Infektionsphasen, in denen die Viruslast typischerweise niedriger ist [60]. Bei begründetem klinischem Verdacht sollte ein negativer Antigentest daher durch eine PCR bestätigt werden.

5.2 Laborparameter

Bei unkomplizierten COVID-19-Verläufen im Kindesalter sind die Laborparameter häufig unauffällig oder nur leicht verändert. Bei stationär behandelten Kindern finden sich häufig: Leukopenie (21 %), Lymphozytose (22 %), Lymphopenie (16 %), erhöhte Transaminasen- (ASAT 19 %, ALAT 15 %), C-reaktives Protein (CRP)- (17 %), Procalcitonin- (64 %) und D-Dimere-Werte (12 %) [61], [62]. Erhöhte Prokalzitonin-Werte gelten als Risikofaktor für einen schweren Verlauf, während erhöhte CRP-Werte nicht damit assoziiert sind [63].

Serologische Tests sind für die Akutdiagnostik von COVID-19 nur eingeschränkt geeignet, kommen aber bei der Abklärung von PIMS-TS sowie zur Abschätzung von Serokonversion und Immunität der Bevölkerung zum Einsatz. Proben können aus Serum, Speichel oder Trockenblutkarten gewonnen werden [36], [64]. Die berichteten Serokonversionsraten bei Kindern variieren stark und reichen von 38 bis 100 % [35], [36]. Bei der Diagnose von PIMS-TS ist die Serologie oft entscheidend, da PCR-Ergebnisse zu diesem Zeitpunkt häufig negativ sind [65], [66]. Die Interpretation serologischer Befunde erfordert Vorsicht, da Nukleokapsid-Antikörper kreuzreaktiv mit anderen humanen Coronaviren sein können [33]. Zudem unterscheidet sich die Aussagekraft je nach verwendetem Antigen. Serologische Tests, die sowohl auf Spike- als auch auf Nukleokapsid-Antigen abzielen, können helfen, zwischen Impfung (Spike) und natürlicher Infektion (Nukleokapsid plus Spike) zu differenzieren [67].

5.3 Bildgebung

Die bildgebende Diagnostik wird bei Kindern mit COVID-19 zurückhaltend eingesetzt, da sie in der Regel keine therapeutischen Konsequenzen hat und eine Strahlenbelastung vermieden werden soll. Bei stationär behandelten oder schwer erkrankten Kindern kann ein Thoraxröntgen sinnvoll sein. In der konventionellen Röntgenaufnahme zeigen etwas mehr als ein Drittel der stationär behandelten Kinder mit SARS-CoV-2-Infektion radiologische Auffälligkeiten, meist in Form milder Bronchopneumonien (94 %), die häufig beidseitig (67 %) und bevorzugt perihilär oder parakardial (63 %) lokalisiert sind [68]. Pleuraergüsse werden seltener beobachtet (9 %) [68]. Eine Computertomografie (CT) des Thorax kommt bei Kindern nur in Ausnahmefällen zur Anwendung – etwa bei unklaren schweren Verläufen – und zeigt meist die für COVID-19 typischen Milchglastrübungen („ground-glass opacities") oder Konsolidierungen [69]. Der Lungenultraschall gewinnt zunehmend an Bedeutung, da er ohne Strahlenbelastung auskommt. Es zeigen sich typische Zeichen einer viralen Pneumonie wie konfluente B-Linien – echogene vertikale Linien, die von der Pleuralinie ausgehen und ein interstitielles Syndrom anzeigen – sowie kleine subpleurale Konsolidierungen [70]. Teilweise sieht man diese Veränderungen im Ultraschall auch bei unauffälligem Röntgenbild. Der Ultraschall kann somit eine empfindlichere Methode zur Früherkennung pulmonaler Veränderungen sein und eignet sich auch zur Verlaufsbeurteilung [70].

Tab. 5.1 Diagnostik bei Kindern mit COVID-19: Leistungsdaten, Einsatzkontexte und Besonderheiten

Methode	Sensitivität	Spezifität	Einsatzkontext	Besonderheiten bei Kindern
PCR	Kombinierter Nasen-/Rachenabstrich: 50–97 % Nasopharyngealaspirat/-spülung: 99 % Speichel: 85 %	Kombinierter Nasen-/ Rachenabstrich: 97–99 % Nasopharyngealaspirat/-spülung: 99 % Speichel: 99 %	Goldstandard für Akutdiagnostik	Vordere Nasenabstriche oft besser toleriert Nasopharyngealaspirat/-spülung bei Kleinkindern (Schutzmaßnahmen erforderlich) Speichel v. a. bei älteren Kindern möglich
Antigen-Schnelltest	Nasaler oder kombinierter Nasen-/ Rachenabstrich: 56–72 %	>98 %	Alltag, Schulen, Kindergärten, Kita, Klinik-Screening	Geringere Sensitivität v. a. bei asymptomatischen Kindern; bei klinischem Verdacht negatives Ergebnis per PCR bestätigen
Serologie	38–100 % (Serokonversion)	Hoch (antigenspezifisch)	PIMS-TS-Abklärung; Seroprävalenz/Serokonversion	Nicht für Akutdiagnostik; Interpretation komplex (z. B. Kreuzreaktivität Nukleokapsid)
Bildgebung (Thorax-Röntgen/ Ultraschall)	Röntgen: 35–40 % Ultraschall: höher	Untersucherabhängig	Schwere Verläufe Verlaufskontrolle	Ultraschall ohne Strahlenbelastung, teils sensibler als Röntgen; untersucherabhängig; Röntgen nur bei strenger Indikation

5.4 Differenzialdiagnosen

Die klinischen Symptome einer SARS-CoV-2-Infektion bei Kindern sind häufig unspezifisch und überschneiden sich mit zahlreichen anderen Infektionskrankheiten. Zu den häufigsten Differenzialdiagnosen zählen insbesondere virale Atemwegsinfektionen ausgelöst durch RS-, Influenza-, Rhino-, Adeno-, Entero-,

Parainfluenza- und humane Metapneumoviren, aber auch bakterielle Infektionen, insbesondere durch Pneumokokken oder Mykoplasmen.

Im Vergleich zu RSV-infizierten Kindern leiden stationär behandelte Kinder mit COVID-19 häufiger an Fieber, jedoch seltener an Husten, Schnupfen, Atemnot und zusätzlichem Sauerstoffbedarf [53], [71]. Zudem sind die Krankenhausaufenthalte bei COVID-19 in der Regel kürzer als bei RSV [71]. Kinder mit SARS-CoV-2-Infektion zeigen im Vergleich zu RSV-infizierten Kindern geringfügig niedrigere Neutrophilen-Zahlen und häufiger CRP-Werte über 5 mg/L (34). Hinsichtlich radiologischer Befunde bestehen keine Unterschiede zwischen SARS-CoV-2- und RSV-infizierten Kindern in der Häufigkeit interstitieller oder lobärer Veränderungen im konventionellen Röntgenbild (34). Im Vergleich zu Kindern, die aufgrund von Influenza stationär behandelt werden, bestehen nur geringe Unterschiede; jedoch haben Kinder mit COVID-19 häufiger Durchfall, dafür seltener Fieber, Rhinitis, Husten und Muskelschmerzen [72]. Zudem weisen Kinder mit SARS-CoV-2-Infektion im Durchschnitt niedrigere CRP- und Prokalzitonin-Werte als Kinder mit Influenza auf [72]. In der Computertomografie weisen Kinder mit SARS-CoV-2-Infektion häufiger pleuranahe Milchglastrübungen auf als Kinder mit Influenza [73].

Insbesondere bei Pneumonien müssen differenzialdiagnostisch auch bakterielle Erreger berücksichtigt werden. *Streptococcus pneumoniae* ist über alle Altersgruppen hinweg der häufigste bakterielle Erreger [74]. Bei Kindern unter 5 Jahren sind zudem *Haemophilus influenzae, Streptococcus pyogenes, Staphylococcus aureus* und *Moraxella catarrhalis* von Bedeutung [74]. Ab dem Schulalter treten vermehrt auch *Mycoplasma pneumoniae* und *Chlamydophila pneumoniae* als Erreger auf [74]. Pneumonien durch *S. pneumoniae* beginnen typischerweise abrupt mit hohem Fieber, Husten und Atemnot und zeigen im Röntgenbild häufig unilaterale Infiltrate [74]. Im Gegensatz dazu führt COVID-19 häufiger zu bilateralen oder interstitiellen Veränderungen [68]. Bakterielle Infektionen verlaufen meist akuter, und Entzündungsmarker wie CRP und Prokalzitonin sind in der Regel deutlich erhöht [74]. *M. pneumoniae* verursacht dagegen eher schleichend beginnende, atypische Pneumonien mit trockenem Husten, mäßigem Fieber und oft nur diskreten Auskultationsbefunden [75], [76]. Röntgenologisch finden sich häufig interstitielle oder peribronchiale Veränderungen [76]. Während *M. pneumoniae* vor allem bei Schulkindern und Jugendlichen auftritt, betrifft COVID-19 ein breiteres Altersspektrum [75]. In der klinischen Praxis ist eine zuverlässige Unterscheidung zwischen viraler und bakterieller Pneumonie jedoch häufig nicht allein anhand der Symptomatik möglich.

6 Therapieansätze bei Kindern

Die Behandlung von COVID-19 bei Kindern richtet sich nach dem klinischen Schweregrad der Erkrankung sowie dem individuellen Risiko für Komplikationen. Da Kinder im Vergleich zu Erwachsenen deutlich seltener schwer erkranken [22], steht in der pädiatrischen Versorgung häufig eine symptomatische Therapie im Vordergrund. Dennoch gibt es klinische Situationen, in denen antiinflammatorische, immunmodulatorische und antivirale Therapien indiziert sind. Die aktuellen pädiatrischen Empfehlungen stützen sich überwiegend auf Evidenz aus randomisierten kontrollierten Studien (RCTs) bei Erwachsenen (z. B. RECOVERY, REMAP-CAP); die Übertragung auf Kinder erfolgt mit niedriger Evidenzqualität und erfordert eine interdisziplinäre, individuelle Nutzen-Risiko-Abwägung [77], [78].

6.1 Milde bis moderate Verläufe

Bei Kindern mit mildem bis moderatem Verlauf genügt eine supportive Therapie:

- Fiebersenkung mit Paracetamol oder Ibuprofen, je nach Alter und klinischer Situation,
- Flüssigkeitssubstitution zur Vermeidung einer Dehydratation, insbesondere bei gastrointestinaler Symptomatik, und
- Beobachtung auf Anzeichen einer Verschlechterung (z. B. Atemnot, Trinkverweigerung, reduzierte Vigilanz).

J. Wurm und P. Zimmermann, *COVID-19 bei Kindern – Lehren aus der Pandemie*, essentials, https://doi.org/10.1007/978-3-662-72849-9_6

Eine routinemäßige Gabe von Kortikosteroiden oder antiviraler Medikamente ist in dieser Patientengruppe nicht indiziert, da keine belastbare Evidenz für einen Nutzen vorliegt. Die Betreuung erfolgt in der Regel ambulant.

6.2 Schwere Verläufe und Hochrisikopatienten

Kinder mit schwerem COVID-19 weisen typischerweise klinische Zeichen einer respiratorischen Insuffizienz auf, darunter periphere Sauerstoffsättigungswerte <90 %, gesteigerte Atemarbeit sowie einen reduzierten Allgemeinzustand. Diese Kinder benötigen eine stationäre Aufnahme und ggf. eine zusätzliche Sauerstofftherapie. Bei kritisch kranken Kindern – etwa mit akutem Lungenversagen (ARDS), septischem Schock oder Multiorganversagen – erfolgt die Behandlung intensivmedizinisch mit organunterstützenden Maßnahmen (z. B. Beatmung, Kreislaufunterstützung). Der größte Nutzen spezifischer Therapien ist bei systemischer Entzündung und progredientem Sauerstoffbedarf zu erwarten; ohne Sauerstoffpflichtigkeit werden antiinflammatorische oder antivirale Therapien in der Regel nicht empfohlen.

Folgende medikamentöse Therapieansätze sind zu berücksichtigen (Tab. 6.1):

- Systemische Kortikosteroide: Eine systematische Übersichtsarbeit mit über 2000 erwachsenen Patient/innen aus 14 RCTs zeigte, dass Kortikosteroide – insbesondere Dexamethason – die Notwendigkeit einer invasiven Beatmung reduzieren und die Mortalität senken. Pro 1000 behandelte Patienten konnten etwa 25 Intubationen und 20 Todesfälle vermieden werden [79]. Die Evidenzlage bei Kindern ist deutlich eingeschränkter. Eine systematische Übersichtsarbeit, die eine prospektive Kohortenstudie und eine Fallserie mit insgesamt 69 Kindern und Jugendlichen einschloss, konnte keinen Nutzen der Glukokortikoidtherapie im Hinblick auf invasive Beatmung, Aufenthaltsdauer auf der pädiatrischen Intensivstation oder Mortalität, nachweisen [80]. Die Aussagekraft ist jedoch durch die geringen Fallzahlen und das Fehlen von RCTs limitiert. Trotz dieser Einschränkungen, kann bei Kindern mit schwerem COVID-19 und zusätzlichem Sauerstoffbedarf eine niedrig dosierte, kurzzeitige Therapie mit Dexamethason (0,15–0,3 mg/kg/Tag, max. 6 mg, über 3–5 Tage, ggf. bis zu 10 Tage) in Erwägung gezogen werden [81]. Dexamethason ist kostengünstig, weltweit verfügbar und in kurzen Therapieschemata gut verträglich. Falls Dexamethason nicht verfügbar ist, können äquivalente Dosen von Hydrokortison oder Methylprednisolon eingesetzt werden – bevorzugt wird jedoch Dexamethason, da die meisten Erfahrungen damit vorliegen [81].

- Immunmodulatoren (Tocilizumab oder Baricitinib): Bei rascher klinischer Verschlechterung und deutlich erhöhter systemischer Entzündung kann zusätzlich zu Steroiden der Einsatz eines IL-6-Inhibitors (Tocilizumab) oder eines JAK-Inhibitors (Baricitinib) erwogen werden. Die Evidenz stammt überwiegend aus Erwachsenen-RCTs [82], [83]; pädiatrische Daten sind limitiert, daher Indikation, Zeitpunkt und Kontraindikationen interdisziplinär festlegen [84].
- Remdesivir: Remdesivir hemmt die virale RNA-Polymerase und unterbricht dadurch die Vermehrung von SARS-CoV-2. Bei stationär behandelten Erwachsenen konnte eine Verkürzung der Krankheitsdauer und eine Reduktion der Mortalität im Vergleich zu Placebo nachgewiesen werden [85]. Zwei kleine Studien zur Anwendung von Remdesivir bei hospitalisierten Kindern mit COVID-19 zeigen ein günstiges Sicherheitsprofil [86], [87]. Zwei retrospektive Fall-Kontroll-Studien mit insgesamt 68 behandelten Kindern und 52 Kontrollkindern zeigten jedoch keine signifikanten Unterschiede in Bezug auf Hospitalisationsdauer, zusätzlichem Sauerstoffbedarf oder Fieberrückgang an Tag 4 [88], [89]. Beide Studien sind durch kleine Fallzahlen und fehlende Randomisierung eingeschränkt in ihrer Aussagekraft. Remdesivir wird intravenös verabreicht. Bei Kindern mit Risikofaktoren für einen schweren Verlauf und zusätzlichem Sauerstoffbedarf kann die Gabe erwogen werden. Die Entscheidung sollte individuell getroffen und idealerweise im Rahmen eines interdisziplinären Teams erfolgen. Der potenzielle Effekt ist am größten bei früher Gabe (idealerweise innerhalb von 5 bis 7 Tagen nach Symptombeginn); Leberwerte sollten vor und während der Therapie kontrolliert werden. In Europa ist Remdesivir zugelassen für stationär behandelte Kinder und bestimmte ambulante Hochrisikopatient*innen ab einem Alter von 28 Tagen und Gewicht über 3 kg; die aktuelle EMA-Fachinformation enthält pädiatrische Dosierungen [90], [91]. Ein dreitägiges ambulantes Remdesivir-Regime kann bei ausgewählten Hochrisikokindern erwogen werden, sofern eine IV-Gabe logistisch gewährleistet ist.
- Nirmatrelvir/Ritonavir: Diese orale Kombination wirkt zweistufig: Nirmatrelvir hemmt die SARS-CoV-2-Hauptprotease (Mpro/3CLpro); Ritonavir hemmt das Cytochrom-P450-3A (CYP3A) und verlangsamt so den Abbau von Nirmatrelvir [92]. Eine Studie aus den USA mit fast 50.000 ambulant behandelten

Kindern im Alter von 12 bis 17 Jahren zeigte, dass das Medikament das Risiko einer stationären Aufnahme um 34 % senken konnte [93]. In Europa ist das Präparat derzeit nur im Off-Label-Use für Kinder verfügbar. In den USA ist es zugelassen für Kinder ab einem Alter von 12 Jahren und einem Gewicht über 40 kg. Die Gabe sollte innerhalb von 5 Tagen nach Symptombeginn erfolgen; klinisch relevante CYP3A-Interaktionen (z. B. mit Immunsuppressiva) sind zwingend zu prüfen. Bei schwerer Nieren-/Leberfunktionsstörung ist die Anwendung kontraindiziert bzw. nicht empfohlen.

- Monoklonale Antikörper: Für die Therapie einer akuten Infektion mit den aktuell zirkulierenden SARS-CoV-2 Varianten stehen derzeit keine breit wirksamen monoklonalen Antikörper zur Verfügung. Für stark immunsupprimierte Jugendliche kann – je nach Verfügbarkeit und Variantenlage vor Ort – eine Präexpositionsprophylaxe erwogen werden; sie ersetzt jedoch nicht die Therapie einer akuten Infektion. Neu zugelassen ist in den USA Pemivibart (Pemgarda) im Rahmen einer Notfallzulassung zur Präexpositionsprophylaxe bei stark immunsupprimierten Personen ab 12 Jahren und mit einem Körpergewicht von mindestens 40 kg [94]. Erste Ergebnisse der CANOPY-Studie zeigen eine reduzierte COVID-19-Inzidenz unter Pemivibart im Vergleich zu Placebo bei stark immunsupprimierten Personen ab 12 Jahren [95].
- Antikoagulation: Eine routinemäßige Thromboseprophylaxe wird bei Kindern mit COVID-19 nicht empfohlen. Sie kann bei stationär behandelten Kindern mit zusätzlichen Risikofaktoren für venöse Thromboembolien (z. B. zentrale Venenkatheter, Immobilität, ausgeprägte Entzündung) erwogen werden und sollte sich an lokalen pädiatrischen Leitlinien orientieren [96].

Tab. 6.1: Pharmakologische Therapie (Kinder & Jugendliche)

Maßnahme	Zielgruppe/Indikation	Evidenzlage (Kinder/Erwachsene)	Zulassungsstatus	Bemerkungen
Supportive Therapie (Antipyrese, Flüssigkeit, Sauerstoff)	Mild–moderat; nahezu alle	Breit akzeptierte Praxis	Standard im stationären Setting	Dehydratation vermeiden; Red Flags überwachen
Systemische Kortikosteroide (Dexamethason)	Sauerstoffpflichtigkeit, schwerer Verlauf	Kinder: eingeschränkte Evidenz, gute Verträglichkeit bekannt Erwachsene: geringere Beatmungspflichtigkeit, niedrigere Mortalität (RCT)	Standard im stationären Setting	Niedrig dosiert 0,15–0,3 mg/kg/Tag, max. 6 mg Kurzzeitig
Immunmodulatoren (Tocilizumab oder Baricitinib)	Rasch klinische Verschlechterung und systemische Inflammation	Kinder: sehr eingeschränkte Evidenz Erwachsene: geringere Mortalität (RCT)	EMA-Zulassung für Erwachsene; pädiatrisch Off-Label	Indikation, Zeitpunkt und Kontraindikationen interdisziplinär festlegen
Remdesivir	Risikofaktoren für schweren Verlauf, Sauerstoffpflichtigkeit	Kinder: eingeschränkte Evidenz Erwachsene: geringere Mortalität, Verkürzung der Krankheitsdauer (RCT)	EMA-Zulassung für Kinder ≥28 Tage & ≥3 kg	Intravenös Frühe Gabe (<5–7 Tage ab Symptombeginn) CAVE: Leberwerte kontrollieren
Nirmatrelvir/Ritonavir (Paxlovid)	Ambulante Hochrisiko-Adoleszente	Kinder: mögliche Senkung des Hospitalisierungsrisikos (Beobachtungsstudie) Erwachsene: geringere Mortalität (RCT)	EU: i. d. R. Off-Label <18 J. USA: ≥12 J & ≥40 kg Australien: ≥14 J & ≥40 kg	Frühe Gabe (<5 Tage ab Symptombeginn) Kinder ≥12 Jahre und ≥40 kg

(Fortsetzung)

Tab. 6.1: (Fortsetzung)

Maßnahme	Zielgruppe/Indikation	Evidenzlage (Kinder/Erwachsene)	Zulassungsstatus	Bemerkungen
Pemivibart (Pemgarda)	Präexpositionsprophylaxe bei stark immunsupprimierten Kindern >12 Jahren	Kinder ≥12 Jahre/ Erwachsene: geringere COVID-19- Inzidenz	EU: i. d. R. Off-Label <18 J. USA: ≥12 J & ≥40 kg	Präexpositionsprophylaxe
Antikoagulation	Risikofaktoren für venöse Thromboembolien	Kinder: sehr eingeschränkte Evidenz Erwachsene: weniger Thrombosen, Nutzen für COVID-19 unklar	Nach Klinikpfad; keine generelle Prophylaxe bei allen Kindern	Nach lokalen Leitlinien

Komplikationen 7

7.1 Akutes Lungenversagen, kardiovaskuläre und neurologische Komplikationen

Akute Komplikationen im Rahmen einer SARS-CoV-2-Infektion bei Kindern sind selten, können jedoch insbesondere bei vorbestehenden Grunderkrankungen auftreten. Risikofaktoren für schwere Verläufe umfassen Vorerkrankungen wie chronische Herz- oder Lungenerkrankungen, Adipositas, Frühgeburtlichkeit sowie angeborene oder erworbene Immundefekte (1). Bei einem schweren Krankheitsverlauf kann es zum ARDS kommen, das eine intensivmedizinische Behandlung erforderlich macht. Kardiovaskuläre Komplikationen – etwa Myokarditis, myokardiale Ischämien, Arrhythmien, und Herzinsuffizienz – treten im akuten Verlauf selten auf und sind häufiger Teil von PIMS-TS. Weniger als 2 % der Kinder benötigen eine mechanische Beatmung oder eine inotrope Therapie [50]; eine extrakorporale Membranoxygenierung (ECMO) ist nur in Einzelfällen erforderlich [100]. Ein erheblicher Anteil der kritisch kranken Kinder mit ARDS (über 40 %) entwickelt eine bakterielle Superinfektion, häufig mit gramnegativen, typischen nosokomialen Erregern wie *Pseudomonas aeruginosa, Citrobacter freundii, Citrobacter koseri, Enterobacter cloacae* oder *Klebsiella pneumoniae.* Diese Infektionen sind mit einer erhöhten Morbidität und Mortalität verbunden [101].

In sehr seltenen Fällen (<1 %) der stationär behandelten Kinder wurden lebensbedrohliche neurologische Komplikationen beschrieben, darunter Enzephalopathien, Schlaganfälle, Infektionen oder Demyelinisierungen des zentralen Nervensystems, das Guillain-Barré-Syndrom bzw. dessen Varianten sowie akutes fulminantes Hirnödem [102]. Kinder mit neurologischen Vorerkrankungen

J. Wurm und P. Zimmermann, *COVID-19 bei Kindern – Lehren aus der Pandemie,* essentials, https://doi.org/10.1007/978-3-662-72849-9_7

haben ein erhöhtes Risiko für solche Verläufe, allerdings ist ein vergleichbarer Anteil der betroffenen Kinder zuvor gesund [102].

7.2 PIMS-TS: Paediatric inflammatory multisystem syndrome-temporally associated with SARS-CoV-2

Beim PIMS-TS handelt es sich um eine seltene Komplikation, die weniger als 1 % der Kinder mit SARS-CoV-2-Infektion betrifft; seit dem Auftreten neuer Virusvarianten und der zunehmenden Immunität in der Bevölkerung tritt PIMS-TS jedoch nur noch extrem selten auf [66], [103]. In den USA wird das Syndrom als Multisystem Inflammatory Syndrome in Children (MIS-C) bezeichnet. Es existieren unterschiedliche Definitionen von PIMS-TS bzw. MIS-C, unter anderem von der WHO und des Centers for Disease Control (CDC), die sich in diagnostischen Kriterien unterscheiden [104], [105].

Das PIMS-TS tritt typischerweise 2 bis 6 Wochen nach einer SARS-CoV-2-Infektion auf, oft bei Kindern, die zuvor nur milde oder gar keine Symptome hatten [106]. Etwa ein Fünftel der Betroffenen ist adipös [107]. Weitere Risikofaktoren sind männliches Geschlecht, junges Schulalter (im Durchschnitt 8 Jahre), afrikanische Abstammung sowie vorbestehende Erkrankungen [107]. In US-Daten scheinen die anfänglich höheren PIMS-TS-Raten bei Kindern hispanischer Herkunft vor allem mit höherer Exposition und sozialen Faktoren zusammenzuhängen und waren nach Adjustierung für soziale Verwundbarkeit, Versicherungsstatus und Gewicht nicht mehr signifikant; für nicht-hispanische schwarze Kinder blieb in einzelnen Analysen ein erhöhtes Risiko bestehen [108].

Verschiedene Pathomechanismen für PIMS-TS werden diskutiert:

- Postinfektiöse, dysregulierte Immunantwort: PIMS-TS tritt typischerweise einige Wochen nach einer SARS-CoV-2-Infektion auf, was auf eine verzögerte, fehlgeleitete Immunreaktion hindeutet – und nicht auf eine direkte Viruswirkung. Es kommt zu einer überschießenden Entzündungsantwort mit stark erhöhten Entzündungsmarkern (z. B. CRP, Ferritin, IL-6). Aktivierte Makrophagen, Monozyten und T-Zellen tragen zur Freisetzung zahlreicher Zytokine bei, vergleichbar mit einem Zytokinsturm [109], [110].
- Genetische und epigenetische Prädisposition: PIMS-TS tritt gehäuft bei Kindern afrikanischer Herkunft auf, was auf genetische oder populationsspezifische Unterschiede in der Immunregulation hinweist. Eine epigenetische Ana-

lyse identifizierte ein charakteristisches DNA-Methylierungsprofil, das mit einer überschießenden Immunantwort und der Regulation immunrelevanter Gene assoziiert ist [111].

Die Diagnose von PIMS-TS erfolgt anhand klinischer, laborchemischer und epidemiologischer Kriterien, orientiert an Definitionen wie jener der CDC oder WHO [105], [112]. Erforderlich sind anhaltendes Fieber (meist >3 Tage) in Kombination mit einer Multisystembeteiligung. Häufig betroffen sind das Herz-Kreislauf-System (z. B. Myokarditis, Kreislaufinstabilität, Schock), der Gastrointestinaltrakt (Bauchschmerzen, Erbrechen, Durchfall) sowie Haut und Schleimhäute (Konjunktivitis, Exanthem, Lippen- und Extremitätenveränderungen ähnlich dem Kawasaki-Syndrom). Auch neurologische Symptome wie Kopfschmerzen, Reizbarkeit oder Krampfanfälle können auftreten. Typisch sind stark erhöhte Entzündungsmarker (z. B. CRP, Ferritin, IL-6), häufig kombiniert mit Lymphopenie, Thrombozytopenie, erhöhten D-Dimeren und bei kardialer Beteiligung erhöhte kardiale Marker (Troponin, NT-proBNP) [65], [66]. Zusätzlich notwendig ist der Nachweis oder ein epidemiologischer Hinweis auf eine kürzlich durchgemachte SARS-CoV-2-Infektion (PCR, Serologie oder enger Kontakt). Differenzialdiagnosen – insbesondere bakterielle Infektionen oder septische Verläufe, das toxische Schocksyndrom (TSS) und Kawasaki-Syndrom – müssen ausgeschlossen werden [112]. PIMS-TS weist trotz seiner Eigenständigkeit deutliche klinische Parallelen zu anderen inflammatorischen Erkrankungen auf. Im Unterschied zum Kawasaki-Syndrom betrifft PIMS-TS meist ältere Kinder, verläuft mit stärkerer systemischer Entzündung, ausgeprägter kardialer Dysfunktion und häufiger Schocksymptomatik [113]. Das Kawasaki-Syndrom betrifft zudem häufiger Kinder asiatischer Herkunft [114]. PIMS-TS unterscheidet sich klinisch und laborchemisch auch in mehreren Punkten vom TSS: Kinder mit PIMS-TS zeigen häufiger gastrointestinale Symptome wie Bauchschmerzen und Durchfall sowie Atemnot und Kopfschmerzen. Im Gegensatz zu TSS ist bei PIMS-TS fast immer das Herz-Kreislauf-System betroffen – pathologische Befunde im EKG und in der Echokardiografie sind deutlich häufiger, ebenso wie erhöhte kardiale Marker. Laborchemisch zeigen Kinder mit PIMS-TS höhere Werte für Ferritin, andere Entzündungswerte und Fibrinogen, aber niedrigere Lymphozyten- und Thrombozytenwerte. Bei TSS hingegen tritt häufiger ein akutes Nierenversagen auf [113] (Tab. 7.1).

Die Therapie des PIMS-TS zielt auf die Stabilisierung der Organfunktionen und die Eindämmung der überschießenden Immunreaktion ab. Standardmäßig

Tab. 7.1 Klinischer Vergleich zwischen PIMS-TS, Kawasaki-Syndrom und toxischem Schocksyndrom (TSS)

Merkmal	PIMS-TS	Kawasaki-Syndrom	Toxic-Shock-Syndrom (TSS)
Alter	Meist 5–13 Jahre	<5 Jahre	Jede Altersgruppe, oft junge Erwachsene
Epidemiologie (ethnische Verteilung)	Überrepräsentation bei Kindern hispanischer und afrikanischer Herkunft	Höhere Raten bei asiatischen Kindern	Keine klare ethnische Präferenz
Fieber	Fast immer	Fast immer	Fast immer
Gastrointestinale Symptome	Häufig (Bauchschmerzen, Durchfall, Übelkeit)	Möglich, aber weniger häufig	Häufig (v. a. Übelkeit/Erbrechen, Durchfall)
Herzbeteiligung	Sehr häufig (myokardiale Dysfunktion, Koronarveränderungen möglich, seltener als bei Kawasaki)	Koronaraneurysmen typisch; Myokarditis seltener	Selten, meist Hypotonie/Schock ohne strukturelle Befunde
Schocksyndrom	Häufig	Selten	Typisch (Definitionskriterium)
Haut- und Schleimhautveränderungen	Häufig (Exanthem, Konjunktivitis, Lippen-/Zungenveränderungen)	Typisch (Definitionskriterium)	Typisch (diffuses Erythem, spätere Desquamation)
Neurologische Symptome	Möglich (Kopfschmerzen, Reizbarkeit, Krampfanfälle)	Seltener	Möglich (Bewusstseinsstörung u. a.)
Nierenversagen	Gelegentlich	Selten	Häufig
Lymphozyten/Thrombozyten	Lymphopenie, Thrombozytopenie	Thrombozytose in später Phase	Häufig Thrombozytopenie
Entzündungsmarker	Sehr stark erhöht	Mäßig bis stark erhöht	Sehr stark erhöht
Koagulopathie/D-Dimere	Häufig erhöht (D-Dimere, Fibrinogen)	Meist unauffälliger	Häufig erhöht

(Fortsetzung)

Tab. 7.1 (Fortsetzung)

Merkmal	PIMS-TS	Kawasaki-Syndrom	Toxic-Shock-Syndrom (TSS)
Erregernachweis	Hinweis auf aktuelle/rezente SARS-CoV-2-Infektion (PCR oft negativ, Serologie häufig positiv)	Unklare Ätiologie (postinfektiöse Trigger vermutet); kein obligater Erregernachweis	Meist S. aureus (TSST-1) oder S. pyogenes; Blutkulturen bei S. aureus-TSS oft negativ

werden intravenöse Immunglobuline (IVIG) und systemische Kortikosteroide eingesetzt, häufig in Kombination, insbesondere bei schwerem Verlauf. Beobachtungsstudien deuten auf Vorteile der Kombinationstherapie gegenüber IVIG allein hin (z. B. kardiovaskulärer Stabilität, Fieberkontrolle, kürzere Verweildauer auf der Intensivstation) [115], [116]. Andere Studien zeigten jedoch keine signifikanten Unterschiede und unterstützen Methylprednisolon als potenzielle alleinige Erstlinientherapie [117], [118], insbesondere auch da IVIG in vielen Ländern nicht verfügbar oder sehr teuer sind. Bei unzureichendem Ansprechen können IL-1-Blockade (Anakinra) oder IL-6-Blockade (Tocilizumab) erwogen werden [119]. Begleitend werden – je nach kardialer Beteiligung und Gerinnungsstatus – häufig niedrig dosierte Acetylsalicylsäure (ASS) sowie Antikoagulation/Thromboseprophylaxe nach kardiologischer/hämostaseologischer Rücksprache eingesetzt. Die optimale Sequenz und Dosierung variieren, weshalb eine interdisziplinäre Festlegung (Pädiatrie/Intensivmedizin, Kardiologie, Infektiologie, Rheumatologie, Pneumologie etc.) empfohlen ist [119].

7.3 Post-COVID-Zustand (Long COVID) bei Kindern

Während die meisten Kinder nach einer SARS-CoV-2-Infektion rasch genesen, entwickelt ein Teil der Kinder persistierende oder neu auftretende Beschwerden, die wochen- bis monatelang über die akute Phase hinaus anhalten. Das Symptomspektrum reicht von chronischer Müdigkeit und Konzentrationsstörungen über Belastungsdyspnoe bis hin zu psychischen Symptomen. Die meisten Kinder zeigen innerhalb von Monaten eine schrittweise Besserung; persistierende schwere Beeinträchtigungen sind selten. Im Folgenden wird der WHO-Begriff „Post-COVID-19-Zustand" („Long COVID") verwendet. Trotz wachsender Evidenz bestehen weiterhin Unsicherheiten zu Ursachen, Risikofaktoren, natürlichem Verlauf und optimaler Betreuung betroffener Kinder.

Die Definition des Post-COVID-Zustands bei Kindern ist bislang nicht einheitlich, was die Vergleichbarkeit von Studien erschwert. Eine der meistverwendeten Definitionen stammt aus einem Konsenspapier der WHO von 2023, wonach ein Post-COVID-Zustand bei Kindern vorliegt, wenn:

- eine gesicherte/wahrscheinliche SARS-CoV-2-Infektion vorliegt,
- der Symptombeginn innerhalb von 3 Monaten nach der akuten Infektion erfolgt,
- die Beschwerden länger als 2 Monate andauern,
- eine funktionelle Beeinträchtigung besteht,
- und andere Ursachen ausgeschlossen wurden (Abb. 7.1) [120].

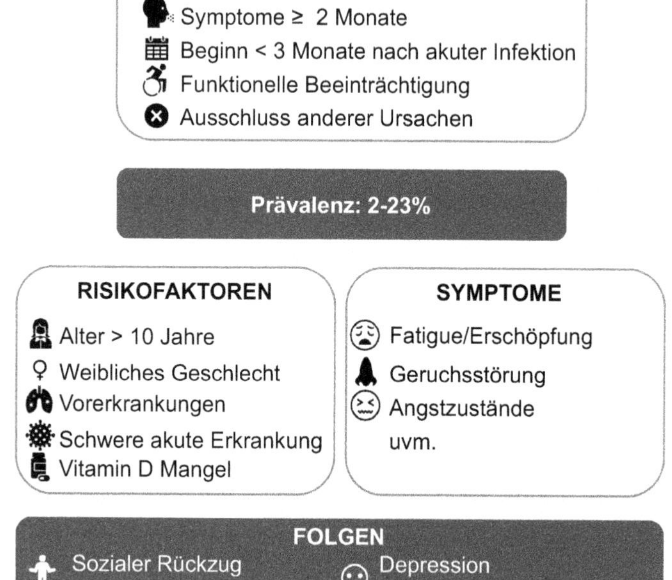

Abb. 7.1 Post-COVID-Zustand: Definition, Prävalenz, Risikofaktoren, Symptome und Folgen

Vor der Diagnose sollten differenzialdiagnostisch u. a. PIMS/MIS-C, kardiale Ursachen, Anämie/Eisenmangel, Schilddrüsenstörungen, Diabetes, Asthma, Allergien, Schlafstörungen sowie psychische Komorbiditäten systematisch abgeklärt werden.

Die Angaben zur Prävalenz des Post-COVID-Zustands bei Kindern in Studien variieren stark in Abhängigkeit von Studiendesign, Definition und Erhebungszeitpunkt. Viele Studien verfügen nicht über testnegative Kontrollgruppen und adäquate Bias-Kontrolle, was die Möglichkeit einschränkt, zuverlässige Schlussfolgerungen über den Post-COVID-Zustand zu ziehen. Während frühe Studien hohe Zahlen von bis zu 70 % berichteten, legen methodisch strengere Untersuchungen nahe, dass ein deutlich kleinerer Anteil der Kinder (etwa 2 bis 23 %) betroffen ist [121], [122], [123], [124] – mit tendenziell niedrigeren Schätzungen in gut kontrollierten prospektiven durchgeführten Studien. Zu den Risikofaktoren zählen ein höheres Alter (insbesondere >10 Jahre), weibliches Geschlecht, körperliche oder psychische Vorerkrankungen, eine schwere akute COVID-19-Erkrankung, eine stationäre Aufnahme sowie eine größere Anzahl Symptome während der akuten Erkrankung [124], [125]. Zudem haben Kinder mit Vitamin-D-Mangel ein höheres Risiko für einen Post-COVID-Zustand – insbesondere neurologische und muskuloskelettale Symptome [126]. Wichtig ist jedoch zu erwähnen, dass es diese Assoziation nur in Beobachtungsstudien gefunden werden konnte, sodass Residualkonfounding und fehlende Kausalitätsbelege zu berücksichtigen sind.

Kinder mit einem Post-COVID-Zustand zeigen ein vielfältiges Beschwerdebild, das sich oft nur schwer eindeutig einer organischen Ursache zuordnen lässt. Zu den gegenüber Kontrollgruppen häufig berichteten Symptomen zählen:

- Fatigue/anhaltende Erschöpfung,
- Geruchsstörungen und
- Angstzustände.

Jedoch werden auch zahlreiche andere Symptome beobachtet, darunter: Brustschmerzen, Konzentrationsstörungen, Husten, Durchfall, Schwindel, Atemnot, Ohrenschmerzen oder Ohrgeräusche, Fieber, Kopfschmerzen, Schlafstörungen, Gelenkschmerzen oder -schwellungen, Lichtempfindlichkeit, Appetitlosigkeit, Stimmungsschwankungen, Muskelschmerzen, Übelkeit, Herzklopfen, Kreislaufprobleme beim Aufstehen, Hautausschlag, Bauchschmerzen, schmerzende Augen oder Halsschmerzen [120]. Auch eine inadäquate Sinustachykardie (IST) und ein posturales orthostatisches Tachykardiesyndrom (POTS) sind mögliche Folgen [127]. Die Symptome können den Alltag der betroffenen Kinder erheblich beeinträchtigen. In einzelnen Kohorten wurde berichtet, dass sich rund ein Drittel sozial zurückzieht, und dass etwa 60 % in der Schule fehlen (teilweise (34 %) oder vollständig (26 %)) [128]. Die Lebensqualität von Kindern und Jugendlichen mit Post-COVID-Zustand ist deutlich eingeschränkt, und in einzelnen Studie erfüllte über ein Drittel die Kriterien für eine depressive Episode [128].

Red Flags/Gründe für eine rasche Abklärung/Überweisung sind:

- Synkopen oder Präsynkopen, insbesondere belastungsabhängige,
- Thoraxschmerzen unter Belastung oder anhaltende Dyspnoe/Orthopnoe,
- Anhaltendes Fieber, Nachtschweiss, ungewollter Gewichtsverlust,
- Neurologische Ausfälle, anhaltende starke Kopfschmerzen, Krampfereignisse,
- Zeichen der Herzbeteiligung (Palpitationen mit Schwindel, Zyanose, Zunahme der Belastungsintoleranz).

Eine spezifische, evidenzbasierte Standardbehandlung für Kinder mit einem Post-COVID-Zustand existiert bislang nicht. Die Therapie orientiert sich derzeit an den individuellen Symptomen und erfordert ein interdisziplinäres Vorgehen, das neben medizinischen Fachspezialisten, auch Psycholog/innen, Physio-/Ergotherapeut/innen, Lehrpersonen und Sozialdienste einbezieht [129]. Pacing (symptomgesteuerte Aktivitätssteuerung mit Erholungsphasen, Vermeidung von Post-Exertional Malaise) hat sich als hilfreich erwiesen [130]. Essenziell sind ein validierender Umgang mit den Beschwerden, Aufklärung über Krankheitsbild und Prognose sowie alltagspraktische Anpassungen (z. B. reduzierte Schulstundenzahl, Ruhepausen, flexible Prüfungsformate, Hausaufgabenadaption, stufenweiser Schulrückkehrplan, Nachteilsausgleich). Bei komorbiden Angst-/Depressionssymptomen kann eine Psychotherapie (z. B. kognitiv-verhaltenstherapeutisch) unterstützen. Andere mögliche Ansätze:

- Riech-/Schmeckstörung: Ein strukturiertes, orofaziales Riechtraining kann die Riechfunktion signifikant verbessern; der Effekt auf die Geschmacksempfindung ist geringer (randomisiert kontrollierte Studie) [131].
- POTS/IST: Nicht-medikamentöse Massnahmen (hohe Flüssigkeits-/Salzzufuhr, Kompressionsstrümpfe, orthostatisches Training, Triggervermeidung) sind zu bevorzugen. Medikamentöse Optionen (z. B. Betablocker, Midodrin, Fludrocortison) sollte nur durch erfahrenen Spezialisten eingesetzt werden.

Prävention und Schutzstrategien 8

8.1 Zulassung der COVID-19-Impfung für Kinder

Ende 2020 wurden die ersten COVID-19-Impfstoffe zugelassen und schrittweise in nationalen Impfprogrammen implementiert. Während der Fokus zunächst auf Erwachsenen und besonders gefährdeten Gruppen lag, rückte bald die Frage in den Vordergrund, ob und in welchem Umfang Kinder von einer Impfung profitieren könnten. In den USA erhielt der mRNA-Impfstoff BNT162b2 von Pfizer-BioNTech im August 2021 eine Notfallzulassung für 12- bis 15-Jährige durch die Food and Drug Administration (FDA) [132], im Oktober 2021 folgte die Zulassung für 5- bis 11-Jährige [133] und im Juni 2022 für Kinder ab sechs Monaten [134]. Die Europäische Arzneimittelagentur (EMA) empfahl im Mai 2021 die Zulassung für 12- bis 15-Jährige [135], im November 2021 für 5- bis 11-Jährige [136] und im Oktober 2022 für Kinder ab sechs Monaten [137]. Der Moderna-Impfstoff mRNA-1273 wurde in der Europäischen Union (EU) im Februar 2022 für Kinder ab sechs Jahren zugelassen, später folgte die Erweiterung auf jüngere Altersgruppen [138]. Für Kinder über 12 Jahre ist auch der proteinbasierte Novavax-Impfstoff zugelassen [139]. Adenovirus-basierte Impfstoffe sind in Europa/USA und Australien nur bei Erwachsenen zugelassen. In einzelnen Ländern gibt es pädiatrische Zulassungen für Sputnik M (rAdenovirus-Vektor) für 12–17-Jährige.

Trotz dieser weitgehenden regulatorischen Zulassungen fielen nationale Impfempfehlungen für Kinder häufig zurückhaltender formuliert aus und unterschieden sich teils deutlich zwischen Ländern [140]. Dies spiegelte die Abwägung zwischen Nutzen und Risiken der Impfung bei Kindern im Kontext ihres meist milden Krankheitsverlaufs und des gesellschaftlichen Wunsches nach umfassendem Schutz wider.

J. Wurm und P. Zimmermann, *COVID-19 bei Kindern – Lehren aus der Pandemie*, essentials, https://doi.org/10.1007/978-3-662-72849-9_8

8.2 Wirksamkeit der COVID-19-Impfung bei Kindern

Für Kinder zwischen 5 und 11 Jahren zeigt eine Metaanalyse von 17 Studien eine moderate Wirksamkeit gegen Infektionen mit der Omikron-Variante (42 %) und symptomatische COVID-19-Erkrankungen mit der Omikron-Variante (36 %), jedoch eine hohe Wirksamkeit gegen hospitalisationspflichtige Omikron-Verläufe (71 %) kurz nach der Impfung [141]. Die Schutzwirkung gegen Omikron-Infektionen nahm über die Zeit ab, ließ sich jedoch durch eine dritte Impfdosis (Booster) wieder steigern – auf 55 % gegen Infektionen und 61 % gegen symptomatische Verläufe [141]. Daten zur Schutzwirkung gegen PIMS-TS sind begrenzt, weisen aber auf eine Wirksamkeit von bis zu 78 % bei 5- bis 11-Jährigen und 90 % bei Jugendlichen zwischen 12 und 18 Jahren hin. Der Schutz scheint dabei über einen Zeitraum von mehr als 120 Tagen anzuhalten [142], [143]. Eine US-amerikanische Kohortenstudie mit über einer Million Kindern und Jugendlichen zeigte, dass eine Impfung das Risiko für einen Post-COVID-Zustand signifikant reduziert. Innerhalb von 12 Monaten nach der Impfung lag die geschätzte Wirksamkeit gegen einen symptomatisch definierten Post-COVID-Zustand bei 35 %, gegen einen ärztlich diagnostizierten Post-COVID-Zustand bei 42 %. Der protektive Effekt war bei Jugendlichen (50 %) deutlich höher als bei Kindern im Alter von 5 bis 11 Jahren (24 %). Allerdings nahm die Schutzwirkung im Verlauf ab – nach 6 Monaten betrug sie noch über 60 %, sank aber auf etwa 10 % nach 18 Monaten [144].

Die Studienlage weist jedoch methodische Limitationen auf, u. a. hinsichtlich Bias-Risiken (Konfundierung durch nicht-randomisierte Studiendesigns, unvollständige Erfassung früherer Infektionen, selektive Testung je nach Impfstatus), kurzer Beobachtungszeiträume und der unklaren Relevanz bei hoher Seroprävalenz in der Altersgruppe. Die zusätzliche Schutzwirkung bei bereits infizierten Kindern bleibt unklar, könnte jedoch – wie in älteren Altersgruppen gezeigt – vorteilhaft sein [141].

Sicherheitsdaten deuten nicht auf ein erhöhtes Risiko für schwere unerwünschte Ereignisse hin; die Häufigkeit liegt bei etwa 0,23 bis 1,2 Fällen pro 100.000 verabreichten Dosen [141]. Myokarditis im Zusammenhang mit mRNA-Impfstoffen tritt selten auf, betrifft überwiegend männliche Jugendliche und junge Erwachsene und verläuft meist mild mit guter Erholung. Bei Kindern unter 12 Jahren ist das Risiko sehr niedrig; die Mehrzahl der Fälle zeigt einen kurzen Krankenhausaufenthalt und ein gutes Ansprechen auf supportive Therapie (v. a. Ruhe/Nichtsteroidale Antirheumatika (NSAR)). Mehrere Studien deuten darauf hin, dass das Myokarditisrisiko nach SARS-CoV-2-Infektion höher ist als nach

Impfung [141], [145], [146]. Interessanterweise wurde in Studien ein Zusammenhang zwischen hoher Impfquote und einer geringeren Häufigkeit von symptomatischem Asthma bei Kindern beobachtet, basierend auf ökologischen Analysen und möglicherweise erklärbar durch eine geringere Zahl von SARS-CoV-2-Infektionen bzw. potenziellen Kreuzschutz gegenüber anderen humanen Coronaviren [130].

8.3 Kinderimpfungen gegen COVID-19 im internationalen Vergleich

In vielen Ländern ist die COVID-19-Impfung bei Kindern nicht Teil des regulären Impfplans. Für ungeimpfte Kinder mit Risikofaktoren wird jedoch eine Grundimmunisierung empfohlen; bereits geimpfte Kinder mit hohem Risiko sollen regelmäßig Auffrischimpfungen erhalten. In Deutschland, Australien und Frankreich wird die Impfung für Kinder ab sechs Monaten mit erhöhtem Risiko empfohlen [147], [148], [149]. In Japan gilt die Empfehlung für Hochrisikokinder ab fünf Jahren [150], während sie in der Schweiz erst ab 16 Jahren gilt [151]. Eine Ausnahme stellen die USA dar, wo die Impfung generell für alle Kinder ab sechs Monaten empfohlen wird [152].

Indirekte Folgen der Pandemie 9

9.1 Auswirkungen auf andere übertragbare Erkrankungen

Virale Infektionen

Infolge von Maßnahmen wie Schulschließungen, Maskenpflicht und physischer Distanzierung gingen die Infektionen mit Influenza A, Influenza B und RSV drastisch zurück. Mit den ersten Lockerungen der Maßnahmen verschob sich die Saisonalität der RSV- und Influenza-Inzidenzen [153], [154]. Diese Verschiebung war bei RSV besonders ausgeprägt: In einigen Ländern kam es im Sommer 2021 zu ungewöhnlich starken Anstiegen der Fallzahlen [153]. Das Konzept der „Immunitätsschuld" wurde eingeführt: Aufgrund der reduzierten Exposition gegenüber Erregern kam es zu einer verzögerten Immunstimulation, was nach Aufhebung der Maßnahmen zu nachholenden Infektionswellen führte (z. B. RSV- und Influenzaausbrüche) [155]. In den darauffolgenden Wintern stiegen die RSV- und Influenza-Inzidenzen erneut stark an und näherten sich wieder der Saisonalität an [153], [154]. Allerdings änderten sich die Inzidenzmuster. Vor der Pandemie traten in einigen Ländern zweijährliche Zyklen mit abwechselnd starken und schwachen RSV-Winterepidemien auf [156] – ein Muster, das nach der Pandemie verschwand. Zudem veränderte sich die Altersverteilung der RSV-Fälle zwischen der Pandemie und den postpandemischen Wintern [153]. Die höchste Krankheitslast lag durchgehend bei den Säuglingen unter einem Jahr, jedoch nahm der relative Anteil älterer Kinder – insbesondere der 2–18-Jährigen – im Verlauf der Zeit zu [153]. Dies könnte darauf hindeuten, dass auch bei älteren Kindern Immunitätslücken durch die ausbleibende RSV-Exposition während der Pandemie entstanden sind.

J. Wurm und P. Zimmermann, *COVID-19 bei Kindern – Lehren aus der Pandemie*, essentials, https://doi.org/10.1007/978-3-662-72849-9_9

Bakterielle Infektionen

Während der COVID-19-Pandemie blieben die Inzidenzen einiger bakterieller Infektionen konstant, während andere seltener oder häufiger auftraten. Die Häufigkeit invasiver bakterieller Infektionen mit *S. aureus, S. agalactiae* und *Escherichia coli* blieb unverändert [157].

Im Gegensatz dazu nahm die Inzidenz invasiver *S. pneumoniae*-Infektionen ab [157], [158]. Dieser Rückgang war jedoch nicht auf eine veränderte Kolonisation oder Serotypenverteilung zurückzuführen, da diese weitgehend stabil blieben [158]. Vielmehr korrelierte der Rückgang mit einer reduzierten Zirkulation respiratorischer Viren wie RSV, Influenza-Viren und humanem Metapneumovirus, die als Co-Pathogene von *S. pneumoniae* eine Rolle spielen [158]. Diese Viren begünstigen bakterielle Superinfektionen, indem sie die mukosale Immunabwehr schwächen und die bakterielle Invasion erleichtern.

Ein deutlicher Anstieg invasiver Gruppe-A-Streptokokken (iGAS)-Infektionen und Scharlach wurde während und nach der Pandemie verzeichnet [159], [160], insbesondere bei Kindern unter 10 Jahren ab Herbst 2022. Dieser Anstieg fiel in vielen Ländern mit dem Ende der Pandemie-Maßnahmen zusammen und trat vor dem üblichen saisonalen Anstieg auf. Neben einem generellen Wiederanstieg von iGAS-Infektionen wurden insbesondere die Serotypen emm1 und emm89 vermehrt nachgewiesen, die mit schweren Krankheitsverläufen assoziiert sind (22). Zudem wurde in einigen Ländern, darunter Großbritannien, den Niederlanden, Portugal, Belgien und Deutschland der hypervirulente M1UK-Klon identifiziert, eine Variante des emm1-Serotyps, die durch eine erhöhte Toxinproduktion gekennzeichnet ist und möglicherweise zur verstärkten Krankheitslast beigetragen hat [160]. Allerdings zeigte sich bereits vor der Pandemie ein kontinuierlicher Anstieg von Scharlach- und iGAS-Infektionen, dessen Ursachen noch ungeklärt sind [160]. Es ist möglich, dass die Pandemie diese Entwicklung lediglich unterbrochen hat. Als weitere Erklärung wird eine verringerte Exposition des Immunsystems gegenüber Krankheitserregern während der Pandemie sowie ein Rückgang der Impfungen gegen Co-Pathogene wie Influenza und Varizellen [160] diskutiert. Zudem korrelierte der Anstieg der iGAS-assoziierten Pneumonien mit einer Zunahme viraler Atemwegsinfektionen [160].

Unterbrechungen von Impfprogrammen

Die Pandemie führte in vielen Regionen zu Unterbrechungen von Routineimpfprogrammen, insbesondere in den ersten Monaten, als Ausgangsbeschränkungen galten [161], [162]. Zu den Hauptursachen zählten reduzierte Arztbesuche, eingeschränkte Gesundheitsdienstleistungen sowie elterliche Bedenken hinsichtlich möglicher SARS-CoV-2-Exposition in medizinischen Einrichtungen. In Deutschland wurden zu Beginn der Pandemie fast die Hälfte der Impftermine für Kinder abgesagt [163]. Auf globaler Ebene verpassten schätzungsweise 8,5 Mio. Kinder im Jahr 2020 die dritte Dosis des Diphterie-Tetanus-Pertussis-Impfstoffs, einem international anerkannten Indikator für die Leistungsfähigkeit von Routineimpfprogrammen [164], [165]. Etwa 8,9 Mio. verpassten eine erste Masern-Impfung [164]. Die größten Einbrüche traten im April 2020 auf, mit signifikanten Rückgängen in Nordafrika, dem Nahe Osten, Südasien sowie Lateinamerika und der Karibik [164]. Interessanterweise blieben die Rückgänge in der Impfstoffverabreichung in Subsahara-Afrika vergleichsweise gering, möglicherweise aufgrund robuster Impfprogramme und früherer Erfahrungen mit Epidemien [164].

Neuere Entwicklungstrends deuten in einigen Regionen auf eine Erholung der Impfquoten hin, wobei in manchen Ländern inzwischen sogar mehr Impfdosen verabreicht wurden als erwartet, um die während der Pandemie verpassten Impfungen nachzuholen [163], [164]. Dennoch bestehen weiterhin Lücken in der Immunisierung, insbesondere in Ländern mit schwachen Gesundheitssystemen oder anhaltenden Versorgungsengpässen.

9.2 Auswirkungen auf nicht-übertragbare Erkrankungen

Die COVID-19-Pandemie hatte weltweit tiefgreifende Auswirkungen auf das Leben von Kindern und Jugendlichen. Während der öffentliche Diskurs zunächst die direkten gesundheitlichen Folgen des Virus in den Mittelpunkt stellte, rückten die Auswirkungen auf nicht-übertragbare Erkrankungen erst allmählich in den Fokus der wissenschaftlichen Forschung.

Gesundheitsverhalten

Die pandemiebedingten Maßnahmen, darunter die Schließung von Schulen, Sportvereinen und Spielplätzen, führten zu erheblichen Veränderungen im Lebensstil vieler Kinder. Besonders betroffen waren körperliche Aktivität, Sitzzeiten, Schlafverhalten und Ernährungsgewohnheiten (Abb. 9.1). Während der Lockdowns sank der Anteil der Kinder, die die Empfehlungen für Medienkonsum und körperliche Aktivität erfüllten, insbesondere bei Kindern über 10 Jahren. Bei Kindern und Jugendlichen im Alter von 3 bis 18 Jahren reduzierte sich die körperliche Aktivität im Durchschnitt über alle Altersgruppen um 20 %, was einem Rückgang von etwa 17 min pro Tag entsprach. Besonders betroffen waren intensivere körperliche Aktivitäten [166]. Gleichzeitig nahm die sitzend verbrachte Zeit deutlich zu [167]. Im Verlauf der Pandemie kam es

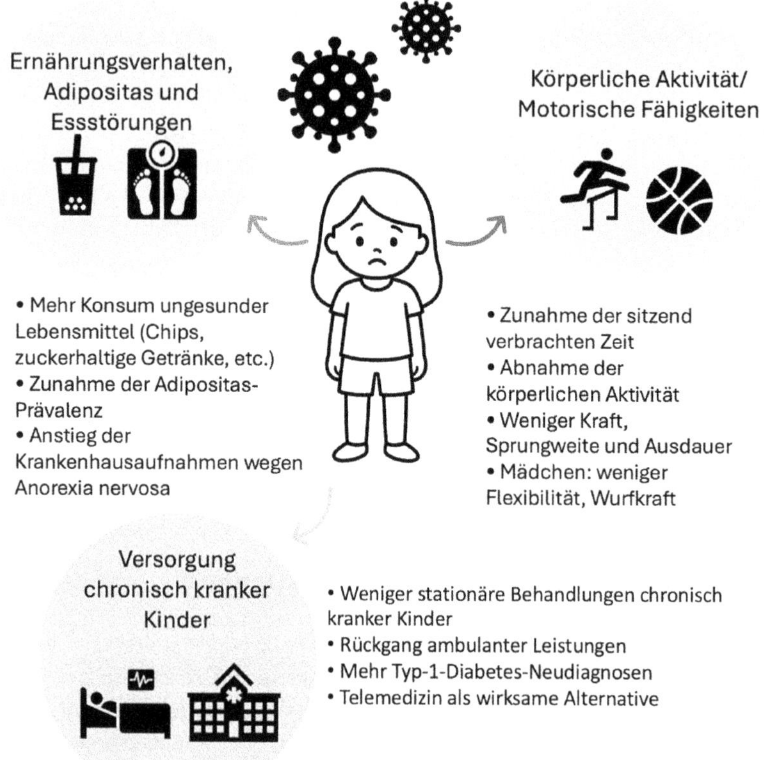

Abb. 9.1 Auswirkungen der COVID-19 Pandemie auf das Gesundheitsverhalten und die medizinische Versorgung von Kindern

jedoch zu einer teilweisen Erholung des Bewegungsverhaltens [168]. Verglichen mit der Zeit vor der Pandemie zeigten Kinder während der Pandemie eine Verschlechterung mehrerer motorischer Fähigkeiten, insbesondere in den Bereichen Kraft, Sprungweite und Ausdauer. Mädchen wiesen zusätzlich eine geringere Flexibilität und Wurfkraft auf [169]. Fast die Hälfte der Kinder und Jugendlichen, insbesondere ältere, entwickelte Haltungsschwierigkeiten und litt unter muskuloskelettalen Schmerzen (28). Die verstärkte Nutzung von Computern und Mobilgeräten in ungünstigen Positionen könnte eine zentrale Ursache sein [167].

Eine Ausnahme bildete das Schlafverhalten: Während der Lockdowns erfüllten mehr Kinder die Schlafempfehlungen, doch in späteren Phasen der Pandemie sank dieser Anteil wieder – wobei die Angaben zum Schlafverhalten vor der Pandemie auf retrospektiven Befragungen beruhen und somit durch Erinnerungsverzerrungen beeinflusst sein können [168].

Während der Lockdowns stieg der Konsum ungesunder Lebensmittel, insbesondere von Chips, rotem Fleisch und zuckerhaltigen Getränken [170]. Dies ging mit einer Zunahme der Adipositas-Prävalenz um 2 % bei Kindern während der Pandemie einher [171]. Langfristig könnten diese Veränderungen im Bewegungs- und Ernährungsverhalten das Risiko für Adipositas, metabolische Erkrankungen und muskuloskelettale Beschwerden erhöhen. Neben diesen Veränderungen wurde auch ein Anstieg von Essstörungen im Kindes- und Jugendalter beschrieben. Die Krankenhausaufnahmen wegen Anorexia nervosa nahmen bei Kindern und Jugendlichen in Deutschland deutlich zu. Bei Mädchen betrug der Anstieg über alle Altersgruppen hinweg rund 40 %. Auch bei Jungen wurde ein deutlicher Zuwachs verzeichnet, insbesondere im jüngeren Kindesalter mit einer Zunahme von knapp 70 % [172].

Rückgang der medizinischen Versorgung und Krankenhausaufnahmen

Während der Pandemie sank die Zahl der Krankenhausaufnahmen von Kindern mit chronischen komplexen Erkrankungen um fast 20 % [173]. Besonders deutlich war der Rückgang der stationären Aufnahmen aufgrund von Bronchiolitis oder Pneumonie bei Kindern mit chronischen Atemwegserkrankungen [173], was vermutlich auf die Schutzmaßnahmen zurückzuführen ist, die die Übertragung respiratorischer Infektionen reduzierten.

Auch in der ambulanten Versorgung zeigten sich deutliche Veränderungen. In Deutschland gaben Pädiater/innen an, dass die medizinische Grundversorgung weitgehend aufrechterhalten werden konnte: Vorsorgeuntersuchungen und Impfungen fanden meist statt, während akute Infekte seltener auftraten. In der Schweiz ging die Inanspruchnahme pädiatrischer Leistungen hingegen deutlich zurück, insbesondere bei den jüngsten Kindern; betroffen waren unter anderem Vorsorgeuntersuchungen, dringliche Konsultationen und Mumps-Masern-Röteln-Impfungen [174]. In Österreich sank während des ersten Lockdowns die Zahl pädiatrischer Notfallkonsultationen massiv – um 83 % im allgemeinpädiatrischen und um 59 % im chirurgischen Bereich. Dies wurde sowohl auf den Rückgang akuter Erkrankungen als auch auf elterliche Infektionsängste zurückgeführt [175].

Mikrobiom und Allergien

Die Auswirkungen der COVID-19-Pandemie auf das frühkindliche Mikrobiom und die Entwicklung allergischer Erkrankungen sind Gegenstand aktueller wissenschaftlicher Untersuchungen. Erste Studien zeigen, dass Neugeborene und Säuglinge, die während der Pandemie geboren wurden, eine veränderte Mikrobiomzusammensetzung aufwiesen.

In Stuhlproben von während der Pandemie geborenen Säuglingen fand sich:

- Die relative Häufigkeit von Bifidobakterien – die hauptsächlich vertikal von der Mutter übertragen werden – erhöht.
- Gleichzeitig waren Clostridien, Salmonellen und Shigellen, die vor allem horizontal durch Umweltkontakte übertragen werden, seltener nachweisbar [176], [177].

Diese Veränderungen könnten auf pandemiebedingte Faktoren zurückzuführen sein, darunter:

- Verminderter Kontakt mit der Außenwelt und reduzierter sozialer Austausch, was die horizontale Übertragung von Bakterien einschränkte.
- Änderungen in den Geburtspraktiken inkl. verstärkte Hygienevorkehrungen während der Pandemie.

Kein Anstieg allergischer Erkrankungen trotz Mikrobiom-Änderungen

Obwohl sich das Mikrobiom bei Kindern, welche während der Pandemie geboren wurden, anderes zusammensetzt, blieb die Prävalenz von Allergien, Nahrungsmittelallergien und atopischer Dermatitis bislang stabil [177]. Langfristige Auswirkungen dieser Mikrobiom-Veränderungen sind jedoch noch nicht ausreichend untersucht und erfordern weitere Beobachtungen.

Psychische Gesundheit

Eine der gravierendsten Folgen der Pandemie war die Zunahme psychischer Erkrankungen bei Kindern und Jugendlichen. Isolation, der Verlust von Tagesstrukturen und die Unsicherheit über die Zukunft wirkten sich negativ auf das emotionale Wohlbefinden aus. Depressive Symptome, Angststörungen und Essstörungen nahmen zu [178], [179]. In Deutschland gaben etwa zwei Drittel der Kinder und Jugendlichen an, stark durch die COVID-19-Pandemie belastet zu sein. Verglichen mit der Zeit vor der Pandemie zeigten sie

- eine deutlich niedrigere gesundheitsbezogene Lebensqualität (40 % vs. 15 %),
- mehr psychische Belastungen (17 % vs. 10 %) und
- höhere Angstniveaus (24 % vs. 15 %) [19].

Besonders betroffen waren Kinder aus sozial benachteiligten Familien oder mit Migrationshintergrund, die häufig in beengten Wohnverhältnissen leben und weniger Zugang zu unterstützenden Ressourcen hatten [19].

9.3 Auswirkungen auf die kognitive und soziale Entwicklung

Die Schutzmassnahmen während der Pandemie beeinträchtigen nicht nur die Bildungsentwicklung, sondern auch die kognitive und soziale Entwicklung von Kindern.

Eine systematische Übersichtsarbeit zeigte, dass sich diese Auswirkungen je nach Entwicklungsbereich unterscheiden und sich bei Kindern im Säuglings- und Kleinkindalter (0–3 Jahre) bis 2023 nachweisen lassen [180]:

- Globale Entwicklung stabil: Insgesamt zeigen Kinder, die während der Pandemie geboren wurden, keine schlechtere allgemeine Entwicklung als Kinder vor der Pandemie.
- Sprache/Kommunikation deutlich beeinträchtigt: Kinder, die ab 2020 geboren wurden, zeigen bis mindestens ins zweite bis dritte Lebensjahr häufiger verzögerte Sprachentwicklung und Kommunikationsschwierigkeiten, vermutlich aufgrund reduzierter direkter Interaktion und eingeschränkter Wahrnehmung von Mimik durch Masken.
- Sozial-emotionale Entwicklung teils betroffen: Besonders bei Kindern aus belasteten Familien zeigen sich Hinweise auf verzögerte soziale und emotionale Fähigkeiten, wobei erste Aufholprozesse bereits sichtbar sind.

Der Verlust sozialer Interaktionen mit Gleichaltrigen beeinträchtigte zusätzlich die Entwicklung wichtiger sozialer Kompetenzen [181]. Kinder aus einkommensschwachen Familien hatten oft keinen Zugang zu den erforderlichen technischen Ressourcen, was die Bildungsungleichheit zusätzlich verstärkte [182].

Was Sie aus diesem *essential* mitnehmen können

- Im Verlauf der Pandemie stiegen die Fallzahlen bei Kindern deutlich an, während sich zeigte, dass Schulen und Kitas bei angemessenen Schutzmaßnahmen keine zentralen Treiber waren – besonders gefährdet waren Kinder aus sozioökonomisch benachteiligten Familien.
- Das kindliche Immunsystem reagiert schneller und effizienter auf SARS-CoV-2 als das Erwachsener, was vor schweren Verläufen schützt.
- Zur Diagnostik kommen PCR, Multiplex-PCR und Antigen-Schnelltests zum Einsatz; therapeutisch steht meist eine symptomatische Behandlung im Vordergrund; spezifische Behandlungen nur bei schweren Verläufen.
- Langzeitfolgen und Komplikationen wie PIMS-TS oder Post-COVID sind selten, verlangen aber besondere Aufmerksamkeit in Diagnostik und Betreuung. COVID-19-Impfungen sind sicher und schützen vor schweren Verläufen; ihre Anwendung variiert international, meist mit Fokus auf Risikokinder und -jugendliche.
- Die Pandemie veränderte das Auftreten anderer Infektionskrankheiten, führte zu Impflücken und beeinflusste Lebensstil, Mikrobiom und psychische Gesundheit von Kindern – besonders bei sozial benachteiligten.

J. Wurm und P. Zimmermann, *COVID-19 bei Kindern – Lehren aus der Pandemie*, essentials, https://doi.org/10.1007/978-3-662-72849-9

Literatur

1. WHO, „Coronavirus disease (COVID-19) pandemic". Zugegriffen: 23. Oktober 2024. [Online]. Verfügbar unter: https://www.who.int/europe/emergencies/situations/covid-19.
2. WHO, „WHO Director-General's opening remarks at the media briefing". Zugegriffen: 26. Februar 2025. [Online]. Verfügbar unter: https://www.who.int/director-general/speeches/detail/who-director-general-s-opening-remarks-at-the-media-briefing---5-may-2023.
3. J. Nathanielsz *u. a.*, „SARS-CoV-2 infection in children and implications for vaccination", *Pediatr. Res.*, Bd. 93, Nr. 5, S. 1177–1187, 2023.
4. D. M. Sumsuzzman *u. a.*, „Impact of disease severity, age, sex, comorbidity, and vaccination on secondary attack rates of SARS-CoV-2: a global systematic review and meta-analysis", *BMC Infect. Dis.*, Bd. 25, Nr. 1, S. 215, 2025.
5. J. Loss *u. a.*, „Transmission of SARS-CoV-2 among children and staff in German daycare centres", *Epidemiol. Infect.*, Bd. 150, S. e141, 2022.
6. Y. Yoon *u. a.*, „Stepwise school opening and an impact on the epidemiology of COVID-19 in the children", *J. Korean Med. Sci.*, Bd. 35, Nr. 46, 2020.
7. S. E. Neil-Sztramko *u. a.*, „What is the specific role of schools and daycares in COVID-19 transmission? A final report from a living rapid review", *Lancet Child Adolesc. Health*, Bd. 8, Nr. 4, S. 290–300, 2024.
8. J. Gettings, „Mask use and ventilation improvements to reduce COVID-19 incidence in elementary schools—Georgia, November 16–December 11, 2020", *MMWR Morb. Mortal. Wkly. Rep.*, Bd. 70, 2021.
9. H. Littlecott *u. a.*, „Measures implemented in the school setting to contain the COVID-19 pandemic", *Cochrane Database Syst. Rev.*, Bd. 2024, Nr. 5, S. CD015029, 2024.
10. R. Fadlallah *u. a.*, „The effects of public health and social measures (PHSM) implemented during the COVID-19 pandemic: An overview of systematic reviews", *Cochrane Evid. Synth. Methods*, Bd. 2, Nr. 5, S. e12055, 2024.
11. R. S. McGee *u. a.*, „Model-driven mitigation measures for reopening schools during the COVID-19 pandemic", *Proc. Natl. Acad. Sci.*, Bd. 118, Nr. 39, S. e2108909118, 2021.

J. Wurm und P. Zimmermann, *COVID-19 bei Kindern – Lehren aus der Pandemie*, essentials, https://doi.org/10.1007/978-3-662-72849-9

12. D. Mazrekaj *u. a.*, „The impact of school closures on learning and mental health of children: Lessons from the COVID-19 pandemic", *Perspect. Psychol. Sci.,* Bd. 19, Nr. 4, S. 686–693, 2024.
13. A. Kourti *u. a.*, „Domestic violence during the COVID-19 pandemic: a systematic review", *Trauma Violence Abuse,* Bd. 24, Nr. 2, S. 719–745, 2023.
14. K. Størdal *u. a.*, „Risk factors for SARS-CoV-2 infection and hospitalisation in children and adolescents in Norway: a nationwide population-based study", *BMJ Open,* Bd. 12, Nr. 3, S. e056549, 2022.
15. D. Saatci *u. a.*, „Association between race and COVID-19 outcomes among 2.6 million children in England", *JAMA Pediatr.,* Bd. 175, Nr. 9, S. 928–938, 2021.
16. B. L. A. Sousa *u. a.*, „Non-communicable diseases, sociodemographic vulnerability and the risk of mortality in hospitalised children and adolescents with COVID-19 in Brazil: a cross-sectional observational study", *BMJ Open,* Bd. 11, Nr. 9, S. e050724, 2021.
17. C. Bambra *u. a.*, *The unequal pandemic: COVID-19 and health inequalities*. Policy Press, 2021.
18. S. Sahli *u. a.*, „Systematic review of socioeconomic factors and COVID-19 in children and adolescents", *Acta Paediatr.,* Bd. 113, Nr. 3, S. 384–393, 2024.
19. U. Ravens-Sieberer *u. a.*, „Impact of the COVID-19 pandemic on quality of life and mental health in children and adolescents in Germany", *Eur. Child Adolesc. Psychiatry,* Bd. 31, Nr. 6, S. 879–889, 2022.
20. A. R. Masonbrink *u. a.*, „Advocating for children during the COVID-19 school closures", *Pediatrics,* Bd. 146, Nr. 3, 2020.
21. T. Kitano *u. a.*, „The differential impact of pediatric COVID-19 between high-income countries and low-and middle-income countries: a systematic review of fatality and ICU admission in children worldwide", *PloS One,* Bd. 16, Nr. 1, S. e0246326, 2021.
22. P. Zimmermann *u. a.*, „Why is COVID-19 less severe in children? A review of the proposed mechanisms underlying the age-related difference in severity of SARS-CoV-2 infections", *Arch. Dis. Child.,* Bd. 106, Nr. 5, S. 429–439, 2021.
23. P. Zimmermann *u. a.*, „Why does the severity of COVID-19 differ with age?: understanding the mechanisms underlying the age gradient in outcome following SARS-CoV-2 infection", *Pediatr. Infect. Dis. J.,* Bd. 41, Nr. 2, S. e36–e45, 2022.
24. B. L. Sievers *u. a.*, „SARS-CoV-2 and innate immunity: the good, the bad, and the "goldilocks"", *Cell. Mol. Immunol.,* Bd. 21, Nr. 2, S. 171–183, 2024.
25. S. Bunyavanich *u. a.*, „Nasal gene expression of angiotensin-converting enzyme 2 in children and adults", *Jama,* Bd. 323, Nr. 23, S. 2427–2429, 2020.
26. N. S. Sharif-Askari *u. a.*, „Airways expression of SARS-CoV-2 receptor, ACE2, and TMPRSS2 is lower in children than adults and increases with smoking and COPD", *Mol. Ther. Methods Clin. Dev.,* Bd. 18, S. 1–6, 2020.
27. C. A. Pierce *u. a.*, „Natural mucosal barriers and COVID-19 in children", *JCI Insight,* Bd. 6, Nr. 9, 2021.
28. J. Loske *u. a.*, „Pre-activated antiviral innate immunity in the upper airways controls early SARS-CoV-2 infection in children", *Nat. Biotechnol.,* Bd. 40, Nr. 3, S. 319–324, 2022.

29. F. Filippatos *u. a.*, „Immune response to SARS-CoV-2 in children: A review of the current knowledge“, *Pediatr. Investig.*, Bd. 5, Nr. 03, S. 217–228, 2021.
30. M. S. Diamond *u. a.*, „Innate immunity: the first line of defense against SARS-CoV-2“, *Nat. Immunol.*, Bd. 23, Nr. 2, S. 165–176, 2022.
31. F. Wimmers *u. a.*, „Multi-omics analysis of mucosal and systemic immunity to SARS-CoV-2 after birth“, *Cell*, Bd. 186, Nr. 21, S. 4632–4651, 2023.
32. M. Vono *u. a.*, „Robust innate responses to SARS-CoV-2 in children resolve faster than in adults without compromising adaptive immunity“, *Cell Rep.*, Bd. 37, Nr. 1, 2021.
33. A. C. Dowell *u. a.*, „Children develop robust and sustained cross-reactive spike-specific immune responses to SARS-CoV-2 infection“, *Nat. Immunol.*, Bd. 23, Nr. 1, S. 40–49, 2022.
34. Q. Xu *u. a.*, „Adaptive immune responses to SARS-CoV-2 persist in the pharyngeal lymphoid tissue of children“, *Nat. Immunol.*, Bd. 24, Nr. 1, S. 186–199, 2023.
35. Z. Q. Toh *u. a.*, „Comparison of antibody responses to SARS-CoV-2 variants in Australian children“, *Nat. Commun.*, Bd. 13, Nr. 1, S. 7185, 2022.
36. U. Kubisch *u. a.*, „SARS-CoV-2 seroconversion in children attending daycare versus adults in Germany between October 2020 and June 2021“, *Commun. Med.*, Bd. 3, Nr. 1, S. 124, 2023.
37. V. Seery *u. a.*, „Antibody response against SARS-CoV-2 variants of concern in children infected with pre-Omicron variants: an observational cohort study“, *EBioMedicine*, Bd. 83, 2022.
38. G. A. Dunay *u. a.*, „Long-term antibody response to SARS-CoV-2 in children“, *J. Clin. Immunol.*, Bd. 43, Nr. 1, S. 46–56, 2023.
39. H. Renk *u. a.*, „Robust and durable serological response following pediatric SARS-CoV-2 infection“, *Nat. Commun.*, Bd. 13, Nr. 1, S. 128, 2022.
40. E. Fraley *u. a.*, „Cross-reactive antibody immunity against SARS-CoV-2 in children and adults“, *Cell. Mol. Immunol.*, Bd. 18, Nr. 7, S. 1826–1828, 2021.
41. X. Cui *u. a.*, „A systematic review and meta-analysis of children with coronavirus disease 2019 (COVID-19)“, *J. Med. Virol.*, Bd. 93, Nr. 2, S. 1057–1069, 2021.
42. B. Wang *u. a.*, „Asymptomatic SARS-CoV-2 infection by age: a global systematic review and meta-analysis“, *Pediatr. Infect. Dis. J.*, Bd. 42, Nr. 3, S. 232–239, 2023.
43. G. Syangtan *u. a.*, „Asymptomatic SARS-CoV-2 carriers: a systematic review and meta-analysis“, *Front. Public Health*, Bd. 8, S. 587374, 2021.
44. J. Wurm *u. a.*, „Symptomatik einer akuten SARS-CoV-2-Infektion bei Kindern im Kita-Alter“, *Monatsschr. Kinderheilkd.*, Bd. 170, Nr. 12, S. 1113–1121, 2022.
45. E. T. Afonso *u. a.*, „Secondary household transmission of SARS-CoV-2 among children and adolescents: Clinical and epidemiological aspects“, *Pediatr. Pulmonol.*, Bd. 57, Nr. 1, S. 162–175, 2022.
46. A. Uka *u. a.*, „Factors associated with hospital and intensive care admission in paediatric SARS-CoV-2 infection: a prospective nationwide observational cohort study“, *Eur. J. Pediatr.*, S. 1–11, 2022.
47. H. Wilde *u. a.*, „Hospital admissions linked to SARS-CoV-2 infection in children and adolescents: cohort study of 3.2 million first ascertained infections in England“, *bmj*, Bd. 382, 2023.

48. S. D. Hicks, „Comparison of symptom duration between children with SARS-CoV-2 and peers with other viral illnesses during the covid-19 pandemic“, *Clin. Pediatr. (Phila.)*, Bd. 62, Nr. 9, S. 1101–1108, 2023.
49. A. Salako *u. a.*, „Prevalence and presentation of paediatric coronavirus disease 2019 in Lagos, Nigeria“, *Int. J. Pediatr.*, Bd. 2021, Nr. 1, S. 2185161, 2021.
50. J. Wurm *u. a.*, „The changing clinical presentation of COVID-19 in children during the course of the pandemic“, *Acta Paediatr.*, Bd. 113, Nr. 4, S. 771–777, 2024.
51. M. W. Sumner *u. a.*, „Severe outcomes associated with SARS-CoV-2 infection in children: a systematic review and meta-analysis“, *Front. Pediatr.*, Bd. 10, S. 916655, 2022.
52. P. Zimmermann *u. a.*, „Neonates with SARS-CoV-2 infection: spectrum of disease from a prospective nationwide observational cohort study“, *Swiss Med. Wkly.*, Bd. 152, Nr. 2122, S. w30185–w30185, 2022.
53. F. Nunziata *u. a.*, „Clinical presentation and severity of SARS-CoV-2 infection compared to respiratory syncytial virus and other viral respiratory infections in children less than two years of age“, *Viruses*, Bd. 15, Nr. 3, S. 717, 2023.
54. E. Capecchi *u. a.*, „Is nasopharyngeal swab comparable with nasopharyngeal aspirate to detect SARS-CoV-2 in children?“, *Pediatr. Infect. Dis. J.*, Bd. 39, Nr. 9, S. e288–e289, 2020.
55. J. Rodrigues *u. a.*, „Comparison of nasopharyngeal samples for SARS-CoV-2 detection in a paediatric cohort“, *J. Paediatr. Child Health*, Bd. 57, Nr. 7, S. 1078–1081, 2021.
56. M. B. Alexander Bello PhD *u. a.*, „Salivary testing for SARS-CoV-2 in the pediatric population: a diagnostic accuracy study“, 2022.
57. N. N. Y. Tsang *u. a.*, „Diagnostic performance of different sampling approaches for SARS-CoV-2 RT-PCR testing: a systematic review and meta-analysis“, *Lancet Infect. Dis.*, Bd. 21, Nr. 9, S. 1233–1245, 2021.
58. G. M. Bwire *u. a.*, „Detection profile of SARS-CoV-2 using RT-PCR in different types of clinical specimens: a systematic review and meta-analysis“, *J. Med. Virol.*, Bd. 93, Nr. 2, S. 719–725, 2021.
59. S. Ferrani *u. a.*, „Diagnostic accuracy of a rapid antigen triple test (SARS-CoV-2, respiratory syncytial virus, and influenza) using anterior nasal swabs versus multiplex RT-PCR in children in an emergency department“, *Infect. Dis. Now*, Bd. 53, Nr. 7, S. 104769, 2023.
60. N. Fujita-Rohwerder *u. a.*, „Diagnostic accuracy of rapid point-of-care tests for diagnosis of current SARS-CoV-2 infections in children: a systematic review and meta-analysis“, *BMJ Evid.-Based Med.*, Bd. 27, Nr. 5, S. 274–287, 2022.
61. X. Ma *u. a.*, „The clinical characteristics of pediatric inpatients with SARS-CoV-2 infection: a meta-analysis and systematic review“, *J. Med. Virol.*, Bd. 93, Nr. 1, S. 234–240, 2021.
62. N. A. Patel, „Pediatric COVID-19: Systematic review of the literature“, *Am. J. Otolaryngol.*, Bd. 41, Nr. 5, S. 102573, 2020.
63. S.-M. Huang *u. a.*, „Clinical characteristics and factors associated with severe COVID-19 in hospitalized children during the SARS-CoV-2 Omicron pandemic in Taiwan“, *J. Microbiol. Immunol. Infect.*, Bd. 56, Nr. 5, S. 961–969, 2023.

64. C. Dobaño *u. a.*, „Multiplex Antibody Analysis of IgM, IgA and IgG to SARS-CoV-2 in Saliva and Serum From Infected Children and Their Close Contacts“, *Front. Immunol.*, Bd. 13, 2022, [Online]. Verfügbar unter: https://www.frontiersin.org/journals/immunology/articles/https://doi.org/10.3389/fimmu.2022.751705.
65. A. Uka *u. a.*, „Cardiac involvement in children with paediatric multisystem inflammatory syndrome temporally associated with SARS-CoV-2 (PIMS-TS): data from a prospective nationwide surveillance study“, *Swiss Med. Wkly.*, Bd. 153, S. 40092, 2023.
66. J. Wurm *u. a.*, „Clinical and Laboratory Biomarkers as Predictors of Severity in Pediatric Inflammatory Multisystem Syndrome-temporally Associated With SARS-CoV-2: Data From a Prospective Nationwide Surveillance Study in Switzerland“, *Pediatr. Infect. Dis. J.*, Bd. 43, Nr. 7, S. 675–681, 2024.
67. A. Algaissi *u. a.*, „SARS-CoV-2 S1 and N-based serological assays reveal rapid seroconversion and induction of specific antibody response in COVID-19 patients“, *Sci. Rep.*, Bd. 10, Nr. 1, S. 16561, 2020.
68. A. Limavady *u. a.*, „Chest x-ray findings in children with COVID-19: lesson learned from referral hospitals in Medan, North Sumatera, Indonesia“, *Clin. Exp. Pediatr.*, Bd. 66, Nr. 7, S. 317, 2023.
69. S. Katal *u. a.*, „Imaging findings of SARS-CoV-2 infection in pediatrics: a systematic review of coronavirus disease 2019 (COVID-19) in 850 patients“, *Acad. Radiol.*, Bd. 27, Nr. 11, S. 1608–1621, 2020.
70. M. Denina *u. a.*, „Lung ultrasound in children with COVID-19“, *Pediatrics*, Bd. 146, Nr. 1, S. e20201157, 2020.
71. A. Fedorczak *u. a.*, „Comparison of COVID-19 and RSV infection courses in infants and children under 36 months hospitalized in paediatric department in fall and winter season 2021/2022“, *J. Clin. Med.*, Bd. 11, Nr. 23, S. 7088, 2022.
72. D. Pata *u. a.*, „Comparison of the Clinical and Laboratory Features of COVID and Influenza in Children“, *Mediterr. J. Hematol. Infect. Dis.*, Bd. 14, Nr. 1, S. e2022065, 2022.
73. M. Liu *u. a.*, „Comparison of the epidemiological and clinical characteristics of hospitalized children with pneumonia caused by SARS-CoV-2, influenza A, and human adenoviruses: a case-control study“, *Clin. Pediatr. (Phila.)*, Bd. 61, Nr. 2, S. 150–158, 2022.
74. A. K. Leung *u. a.*, „Community-acquired pneumonia in children“, *Recent Pat. Inflamm. Allergy Drug Discov.*, Bd. 12, Nr. 2, S. 136–144, 2018.
75. J. Ruan *u. a.*, „Clinical differences between Mycoplasma pneumoniae pneumonia and Streptococcus pneumoniae pneumonia: a case control study“, *Front. Pediatr.*, Bd. 12, S. 1409687, 2024.
76. S. HSIEH *u. a.*, „Mycoplasma pneumonia: clinical and radiographic features in 39 children“, *Pediatr. Int.*, Bd. 49, Nr. 3, S. 363–367, 2007.
77. R. M. Gulick *u. a.*, „National Institutes of Health COVID-19 treatment guidelines panel: perspectives and lessons learned“, *Ann. Intern. Med.*, Bd. 177, Nr. 11, S. 1547–1557, 2024.
78. „Coronavirus Disease 2019 (COVID-19) Treatment Guidelines“.
79. R. A. Siemieniuk *u. a.*, „Drug treatments for covid-19: living systematic review and network meta-analysis“, *bmj*, Bd. 370, 2020.

80. Z. Wang *u. a.*, „Potentially effective drugs for the treatment of COVID-19 or MIS-C in children: a systematic review", *Eur. J. Pediatr.*, Bd. 181, Nr. 5, S. 2135–2146, 2022.
81. E. Liu *u. a.*, „Guidelines for the prevention and management of children and adolescents with COVID-19", *Eur. J. Pediatr.*, Bd. 181, Nr. 12, S. 4019–4037, 2022.
82. M. Shankar-Hari *u. a.*, „Association between administration of IL-6 antagonists and mortality among patients hospitalized for COVID-19: a meta-analysis", *Jama*, Bd. 326, Nr. 6, S. 1, 2021.
83. „EMA recommends approval for use of RoActemra in adults with severe COVID-19 | European Medicines Agency (EMA)". Zugegriffen: 18. Oktober 2025. [Online]. Verfügbar unter: https://www.ema.europa.eu/en/news/ema-recommends-approval-use-roactemra-adults-severe-covid-19.
84. Z. I. Willis *u. a.*, „Guidance for prevention and management of COVID-19 in children and adolescents: A consensus statement from the Pediatric Infectious Diseases Society Pediatric COVID-19 Therapies Taskforce", *J. Pediatr. Infect. Dis. Soc.*, Bd. 13, Nr. 3, S. 159–185, 2024.
85. J. H. Beigel *u. a.*, „Remdesivir for the treatment of Covid-19", *N. Engl. J. Med.*, Bd. 383, Nr. 19, S. 1813–1826, 2020.
86. M.-E. Cocuz *u. a.*, „Treatment with Remdesivir of Children with SARS-CoV-2 Infection: Experience from a Clinical Hospital in Romania", *Life*, Bd. 14, Nr. 3, S. 410, 2024.
87. A. Ahmed *u. a.*, „Remdesivir for COVID-19 in Hospitalized Children: A Phase 2/3 Study", *Pediatrics*, Bd. 153, Nr. 3, S. e2023063775, 2024.
88. K. Shoji *u. a.*, „Clinical efficacy of remdesivir for COVID-19 in children: A propensity-score-matched analysis", *J. Infect. Chemother.*, Bd. 29, Nr. 9, S. 930–933, 2023.
89. A. Khalil *u. a.*, „Efficacy and Safety of Remdesivir in Hospitalized Pediatric COVID-19: A Retrospective Case-Controlled Study", *Ther. Clin. Risk Manag.*, S. 949–958, 2023.
90. „veklury-epar-medicine-overview_en.pdf". Zugegriffen: 4. August 2025. [Online]. Verfügbar unter: https://www.ema.europa.eu/en/documents/overview/veklury-epar-medicine-overview_en.pdf.
91. „Veklury | European Medicines Agency". Zugegriffen: 16. Juli 2024. [Online]. Verfügbar unter: https://www.ema.europa.eu/en/medicines/human/EPAR/veklury.
92. L. D. Saravolatz *u. a.*, „Molnupiravir and nirmatrelvir-ritonavir: oral coronavirus disease 2019 antiviral drugs", *Clin. Infect. Dis.*, Bd. 76, Nr. 1, S. 165–171, 2023.
93. C. K. Wong *u. a.*, „Effectiveness of nirmatrelvir/ritonavir in children and adolescents aged 12–17 years following SARS-CoV-2 Omicron infection: A target trial emulation", *Nat. Commun.*, Bd. 15, Nr. 1, S. 4917, 2024.
94. „EUA for Pemgarda". Zugegriffen: 13. Oktober 2025. [Online]. Verfügbar unter: https://www.fda.gov/media/182220/download.
95. M. Popejoy *u. a.*, „91. Clinical Efficacy Endpoints from the Phase 3 CANOPY Study Evaluating Pemivibart", gehalten auf der Open Forum Infectious Diseases, Oxford University Press US, 2025, S. ofae631–028.
96. „IDSA Guidelines on the Treatment and Management of Patients with COVID-19". Zugegriffen: 13. Oktober 2025. [Online]. Verfügbar unter: https://www.idsociety.org/practice-guideline/covid-19-guideline-treatment-and-management/.

97. B. K. Tsankov *u. a.*, „Severe COVID-19 Infection and Pediatric Comorbidities: A Systematic Review and Meta-Analysis", *Int. J. Infect. Dis.*, Bd. 103, S. 246–256, Feb. 2021, https://doi.org/10.1016/j.ijid.2020.11.163.
98. R. C. Woodruff *u. a.*, „Risk factors for severe COVID-19 in children", *Pediatrics*, Bd. 149, Nr. 1, S. e2021053418, 2022.
99. J. Greenan-Barrett *u. a.*, „The impact of immunocompromise on outcomes of COVID-19 in children and young people—a systematic review and meta-analysis", *Front. Immunol.*, Bd. 14, S. 1159269, 2023.
100. M. Di Nardo *u. a.*, „Extracorporeal membrane oxygenation in children with COVID-19 and PIMS-TS during the second and third wave", *Lancet Child Adolesc. Health*, Bd. 6, Nr. 4, S. e14–e15, 2022.
101. P. K. Buehler *u. a.*, „Bacterial pulmonary superinfections are associated with longer duration of ventilation in critically ill COVID-19 patients", *Cell Rep. Med.*, Bd. 2, Nr. 4, 2021.
102. K. L. LaRovere *u. a.*, „Neurologic involvement in children and adolescents hospitalized in the United States for COVID-19 or multisystem inflammatory syndrome", *JAMA Neurol.*, Bd. 78, Nr. 5, S. 536–547, 2021.
103. L. Lopez *u. a.*, „Lower risk of multi-system inflammatory syndrome in children (MIS-C) with the omicron variant", *Lancet Reg. Heal. Pac.*, Bd. 27, 2022.
104. „Multisystem inflammatory syndrome in children and adolescents temporally related to COVID-19". Zugegriffen: 15. Juni 2025. [Online]. Verfügbar unter: https://www.who.int/news-room/commentaries/detail/multisystem-inflammatory-syndrome-in-children-and-adolescents-with-covid-19.
105. „Multisystem Inflammatory Syndrome in Children (MIS-C) Associated with SARS-CoV-2 Infection 2023 Case Definition | CDC". Zugegriffen: 18. Juli 2024. [Online]. Verfügbar unter: https://ndc.services.cdc.gov/case-definitions/multisystem-inflammatory-syndrome-in-children-mis-c-2023/.
106. T. Abi Nassif *u. a.*, „Cardiac manifestations in COVID-19 patients: A focus on the pediatric population", *Can. J. Infect. Dis. Med. Microbiol.*, Bd. 2021, Nr. 1, S. 5518979, 2021.
107. L. Jiang *u. a.*, „Epidemiology, clinical features, and outcomes of multisystem inflammatory syndrome in children (MIS-C) and adolescents—a live systematic review and meta-analysis", *Curr. Pediatr. Rep.*, Bd. 10, Nr. 2, S. 19–30, 2022.
108. L. D. Zambrano *u. a.*, „Investigating health disparities associated with multisystem inflammatory syndrome in children after SARS-CoV-2 infection", *Pediatr. Infect. Dis. J.*, Bd. 41, Nr. 11, S. 891–898, 2022.
109. T. Ramcharan *u. a.*, „Paediatric inflammatory multisystem syndrome: temporally associated with SARS-CoV-2 (PIMS-TS): cardiac features, management and short-term outcomes at a UK tertiary paediatric hospital", *Pediatr. Cardiol.*, Bd. 41, S. 1391–1401, 2020.
110. A. García-Salido *u. a.*, „PIMS-TS immunophenotype: description and comparison with healthy children, Kawasaki disease and severe viral and bacterial infections", *Infect. Dis.*, Bd. 54, Nr. 9, S. 687–691, 2022.
111. V. Davalos *u. a.*, „Epigenetic profiling linked to multisystem inflammatory syndrome in children (MIS-C): A multicenter, retrospective study", *EClinicalMedicine*, Bd. 50, 2022.

112. „Multisystem inflammatory syndrome in children and adolescents temporally related to COVID-19". Zugegriffen: 14. Mai 2025. [Online]. Verfügbar unter: https://www.who.int/news-room/commentaries/detail/multisystem-inflammatory-syndrome-in-children-and-adolescents-with-covid-19.
113. L. Klavina *u. a.*, „Comparison of characteristics and outcomes of Multisystem Inflammatory Syndrome, Kawasaki Disease and toxic shock syndrome in children", *Medicina (Mex.)*, Bd. 59, Nr. 3, S. 626, 2023.
114. G. B. Kim, „Reality of Kawasaki disease epidemiology", *Korean J. Pediatr.*, Bd. 62, Nr. 8, S. 292, 2019.
115. N. Ouldali *u. a.*, „Association of intravenous immunoglobulins plus methylprednisolone vs immunoglobulins alone with course of fever in multisystem inflammatory syndrome in children", *Jama*, Bd. 325, Nr. 9, S. 855–864, 2021.
116. A. A. Harthan *u. a.*, „Early combination therapy with immunoglobulin and steroids is associated with shorter ICU length of stay in Multisystem Inflammatory Syndrome in Children (MIS-C) associated with COVID-19: A retrospective cohort analysis from 28 US Hospitals", *Pharmacother. J. Hum. Pharmacol. Drug Ther.*, Bd. 42, Nr. 7, S. 529–539, 2022.
117. T. Welzel *u. a.*, „Methylprednisolone versus intravenous immunoglobulins in children with paediatric inflammatory multisystem syndrome temporally associated with SARS-CoV-2 (PIMS-TS): an open-label, multicentre, randomised trial", *Lancet Child Adolesc. Health*, Bd. 7, Nr. 4, S. 238–248, 2023.
118. N. K. Bagri *u. a.*, „Initial immunomodulation and outcome of children with multisystem inflammatory syndrome related to COVID-19: a multisite study from India", *Indian J. Pediatr.*, Bd. 89, Nr. 12, S. 1236–1242, 2022.
119. L. J. Schlapbach *u. a.*, „Best practice recommendations for the diagnosis and management of children with pediatric inflammatory multisystem syndrome temporally associated with SARS-CoV-2 (PIMS-TS; multisystem inflammatory syndrome in children, MIS-C) in Switzerland", *Front. Pediatr.*, Bd. 9, S. 667507, 2021.
120. „A CLINICAL CASE DEFINITION FOR POST COVID-19 CONDITION IN CHILDREN AND ADOLESCENTS BY EXPERT CONSENSUS". Zugegriffen: 17. Juli 2024. [Online]. Verfügbar unter: https://iris.who.int/bitstream/handle/10665/366126/WHO-2019-nCoV-Post-COVID-19-condition-CA-Clinical-case-definition-2023.1-eng.pdf?sequence=1.
121. R. Pellegrino *u. a.*, „Prevalence and clinical presentation of long COVID in children: a systematic review", *Eur. J. Pediatr.*, Bd. 181, Nr. 12, S. 3995–4009, 2022.
122. P. Zimmermann *u. a.*, „Long covid in children and adolescents", *bmj*, Bd. 376, 2022.
123. P. Zimmermann *u. a.*, „The challenge of studying long COVID: an updated review", *Pediatr. Infect. Dis. J.*, Bd. 41, Nr. 5, S. 424–426, 2022.
124. R. Morello *u. a.*, „Risk factors for post-COVID-19 condition (Long Covid) in children: a prospective cohort study", *EClinicalMedicine*, Bd. 59, 2023.
125. Y.-B. Zheng *u. a.*, „Prevalence and risk factor for long COVID in children and adolescents: A meta-analysis and systematic review", *J. Infect. Public Health*, Bd. 16, Nr. 5, S. 660–672, 2023.
126. V. Perestiuk *u. a.*, „Vitamin D status in children with COVID-19: does it affect the development of long COVID and its symptoms?", *Front. Pediatr.*, Bd. 13, S. 1507169, 2025.

127. F. R. Spera *u. a.*, „Post-COVID postural orthostatic tachycardia syndrome and inappropriate sinus tachycardia in the pediatric population“, *Curr. Clin. Microbiol. Rep.*, Bd. 11, Nr. 2, S. 115–125, 2024.
128. S. Nzale *u. a.*, „Standardized Approach to Pediatric Post-COVID Syndrome and Its Impact on Children and Adolescents: A Perspective From a Tertiary Center“, *Pediatr. Infect. Dis. J.*, Bd. 44, Nr. 3, S. 228–233, 2025.
129. C. L. Brackel *u. a.*, „International Care programs for Pediatric Post-COVID Condition (Long COVID) and the way forward“, *Pediatr. Res.*, S. 1–6, 2024.
130. H. E. Davis *u. a.*, „Long COVID: major findings, mechanisms and recommendations“, *Nat. Rev. Microbiol.*, Bd. 21, Nr. 3, S. 133–146, 2023.
131. S. K. Almalki *u. a.*, „Outcomes of a Structured Olfactory and Gustatory Rehabilitation Program in Children with Post-COVID-19 Smell and Taste Disturbances“, *J. Clin. Med.*, Bd. 14, Nr. 1, S. 272, 2025.
132. O. of the Commissioner, „FDA Approves First COVID-19 Vaccine“, FDA. Zugegriffen: 9. Juli 2024. [Online]. Verfügbar unter: https://www.fda.gov/news-events/press-announcements/fda-approves-first-covid-19-vaccine.
133. „Pfizer and BioNTech Receive First U.S. FDA Emergency Use Authorization of a COVID-19 Vaccine in Children Ages 5 Through 11 Years | Pfizer“. Zugegriffen: 16. Juni 2025. [Online]. Verfügbar unter: https://www.pfizer.com/news/press-release/press-release-detail/pfizer-and-biontech-receive-first-us-fda-emergency-use.
134. O. of the Commissioner, „Coronavirus (COVID-19) Update: FDA Authorizes Changes to Simplify Use of Bivalent mRNA COVID-19 Vaccines“, FDA. Zugegriffen: 16. Juni 2025. [Online]. Verfügbar unter: https://www.fda.gov/news-events/press-announcements/coronavirus-covid-19-update-fda-authorizes-changes-simplify-use-bivalent-mrna-covid-19-vaccines.
135. „First COVID-19 vaccine approved for children aged 12 to 15 in EU | European Medicines Agency (EMA)“. Zugegriffen: 16. Juni 2025. [Online]. Verfügbar unter: https://www.ema.europa.eu/en/news/first-covid-19-vaccine-approved-children-aged-12-15-eu.
136. „Comirnaty COVID-19 vaccine: EMA recommends approval for children aged 5 to 11 | European Medicines Agency (EMA)“. Zugegriffen: 16. Juni 2025. [Online]. Verfügbar unter: https://www.ema.europa.eu/en/news/comirnaty-covid-19-vaccine-ema-recommends-approval-children-aged-5-11.
137. „EMA recommends approval of Comirnaty and Spikevax COVID-19 vaccines for children from 6 months of age | European Medicines Agency (EMA)“. Zugegriffen: 16. Juni 2025. [Online]. Verfügbar unter: https://www.ema.europa.eu/en/news/ema-recommends-approval-comirnaty-spikevax-covid-19-vaccines-children-6-months-age.
138. „EMA recommends approval of Spikevax for children aged 6 to 11 | European Medicines Agency (EMA)“. Zugegriffen: 16. Juni 2025. [Online]. Verfügbar unter: https://www.ema.europa.eu/en/news/ema-recommends-approval-spikevax-children-aged-6-11.
139. „Nuvaxovid | European Medicines Agency (EMA)“. Zugegriffen: 16. Oktober 2025. [Online]. Verfügbar unter: https://www.ema.europa.eu/en/medicines/human/EPAR/nuvaxovid.

140. „WHO SAGE Roadmap for prioritizing uses of COVID-19 vaccines: An approach to optimize the global impact of COVID-19 vaccines, based on public health goals, global and national equity, and vaccine access and coverage scenarios". Zugegriffen: 21. Juni 2025. [Online]. Verfügbar unter: https://www.who.int/publications/i/item/WHO-2019-nCoV-Vaccines-SAGE-Prioritization-2023.1.
141. V. Piechotta *u. a.*, „Safety and effectiveness of vaccines against COVID-19 in children aged 5–11 years: a systematic review and meta-analysis", *Lancet Child Adolesc. Health,* Bd. 7, Nr. 6, S. 379–391, 2023.
142. M. Levy *u. a.*, „Multisystem inflammatory syndrome in children by COVID-19 vaccination status of adolescents in France", *Jama,* Bd. 327, Nr. 3, S. 281–283, 2022.
143. L. D. Zambrano *u. a.*, „BNT162b2 mRNA vaccination against COVID-19 is associated with decreased likelihood of multisystem inflammatory syndrome in US children ages 5–18 years", *Clin. Infect. Dis. Off. Publ. Infect. Dis. Soc. Am.,* 2022.
144. H. Razzaghi *u. a.*, „Vaccine effectiveness against long COVID in children", *Pediatrics,* Bd. 153, Nr. 4, S. e2023064446, 2024.
145. E. Copland *u. a.*, „Safety outcomes following COVID-19 vaccination and infection in 5.1 million children in England", *Nat. Commun.,* Bd. 15, Nr. 1, S. 3822, 2024.
146. N. Voleti *u. a.*, „Myocarditis in SARS-CoV-2 infection vs. COVID-19 vaccination: A systematic review and meta-analysis", *Front. Cardiovasc. Med.,* Bd. 9, S. 951314, 2022.
147. „Vaccin contre la Covid-19 : quelles sont les règles ? | Service-Public.fr". Zugegriffen: 22. Oktober 2024. [Online]. Verfügbar unter: https://www.service-public.fr/particuliers/vosdroits/F35611.
148. „COVID-19 | The Australian Immunisation Handbook". Zugegriffen: 9. Juli 2024. [Online]. Verfügbar unter: https://immunisationhandbook.health.gov.au/contents/vaccine-preventable-diseases/covid-19.
149. „<abbr title="Coronavirus Disease 19">COVID-19</abbr>-Impfung". Zugegriffen: 16. Juni 2025. [Online]. Verfügbar unter: https://www.rki.de/DE/Themen/Infektionskrankheiten/Impfen/Informationsmaterialien/Faktenblaetter-zum-Impfen/COVID-19.html.
150. „COVID-19 Vaccine Q&A". Zugegriffen: 22. Oktober 2024. [Online]. Verfügbar unter: https://www.mhlw.go.jp/stf/covid-19/qa_vaccine.html.
151. B. für G. BAG, „Covid-19: Impfung". Zugegriffen: 22. Oktober 2024. [Online]. Verfügbar unter: https://www.bag.admin.ch/bag/de/home/krankheiten/krankheiten-im-ueberblick/coronavirus/covid-19/impfen.html.
152. CDC, „COVID-19 Vaccination", Centers for Disease Control and Prevention. Zugegriffen: 9. Juli 2024. [Online]. Verfügbar unter: https://www.cdc.gov/coronavirus/2019-ncov/vaccines/index.html.
153. P. M. Meyer Sauteur *u. a.*, „Ongoing disruption of RSV epidemiology in children in Switzerland", *Lancet Reg. Health – Eur.,* Bd. 45, Okt. 2024, https://doi.org/10.1016/j.lanepe.2024.101050.
154. P. Wang *u. a.*, „Impact of COVID-19 pandemic on influenza virus prevalence in children in Sichuan, China", *J. Med. Virol.,* Bd. 95, Nr. 1, S. e28204, 2023.
155. R. Cohen *u. a.*, „Pediatric Infectious Disease Group (GPIP) position paper on the immune debt of the COVID-19 pandemic in childhood, how can we fill the immunity gap?", *Infect. Dis. Now,* Bd. 51, Nr. 5, S. 418–423, 2021.

156. M. T. Hawkes *u. a.*, „Seasonality of respiratory viruses at northern latitudes“, *JAMA Netw. Open,* Bd. 4, Nr. 9, S. e2124650–e2124650, 2021.
157. Y. K. Kim *u. a.*, „Differential impact of nonpharmaceutical interventions on the epidemiology of invasive bacterial infections in children during the coronavirus disease 2019 pandemic“, *Pediatr. Infect. Dis. J.,* Bd. 41, Nr. 2, S. 91–96, 2022.
158. D. Danino *u. a.*, „Decline in pneumococcal disease in young children during the COVID-19 pandemic in Israel associated with suppression of seasonal respiratory viruses, despite persistent pneumococcal carriage: a prospective cohort study“, *Clin. Infect. Dis. Off. Publ. Infect. Dis. Soc. Am.,* 2021.
159. B. Martin *u. a.*, „The Recent Increase in Invasive Bacterial Infections: A Report From the National COVID Cohort Collaborative“, *Pediatr. Infect. Dis. J.,* S. 10–1097.
160. E. Goldberg-Bockhorn *u. a.*, „Invasive Group A Streptococcal Infections in Europe After the COVID-19 Pandemic.“, *Dtsch. Arzteblatt Int.,* Nr. Forthcoming, S. arztebl-m2024, 2024.
161. A. M. Cardoso Pinto *u. a.*, „Disruptions to routine childhood vaccinations in low-and middle-income countries during the COVID-19 pandemic: A systematic review“, *Front. Pediatr.,* Bd. 10, S. 979769, 2022.
162. M. B. DeSilva *u. a.*, „Association of the COVID-19 pandemic with routine childhood vaccination rates and proportion up to date with vaccinations across 8 US health systems in the vaccine safety datalink“, *JAMA Pediatr.,* Bd. 176, Nr. 1, S. 68–77, 2022.
163. N. K. Schmid-Küpke *u. a.*, „Cancelled routine vaccination appointments due to COVID-19 pandemic in Germany“, *Vaccine X,* Bd. 8, S. 100094, 2021.
164. K. Causey *u. a.*, „Estimating global and regional disruptions to routine childhood vaccine coverage during the COVID-19 pandemic in 2020: a modelling study“, *The Lancet,* Bd. 398, Nr. 10299, S. 522–534, 2021.
165. T. Rieck *u. a.*, „Impfquoten von Kinderschutzimpfungen in Deutschland–aktuelle Ergebnisse aus der RKI-Impfsurveillance“, 2022.
166. R. D. Neville *u. a.*, „Global changes in child and adolescent physical activity during the COVID-19 pandemic: a systematic review and meta-analysis“, *JAMA Pediatr.,* Bd. 176, Nr. 9, S. 886–894, 2022.
167. O. Ozyemisci Taskiran *u. a.*, „Musculoskeletal complaints and associated factors in school children aged between 6 and 13 years in Istanbul during the COVID-19 pandemic: A cross-sectional study“, *Work,* Bd. 74, Nr. 3, S. 811–821, 2023.
168. G. P. Peralta *u. a.*, „Lifestyle behaviours of children and adolescents during the first two waves of the COVID-19 pandemic in Switzerland and their relation to well-being: an observational study“, *Int. J. Public Health,* Bd. 67, S. 1604978, 2022.
169. P. Artymiak *u. a.*, „Analysis of Changes in Physical Fitness in Children and Adolescents (11–15 Years) From Kraków (Poland) During COVID-19 Pandemic“, *J. Phys. Act. Health,* Bd. 21, Nr. 5, S. 500–507, 2024.
170. A. Pietrobelli *u. a.*, „Effects of COVID-19 lockdown on lifestyle behaviors in children with obesity living in Verona, Italy: a longitudinal study“, *Obesity,* Bd. 28, Nr. 8, S. 1382–1385, 2020.
171. L. N. Anderson *u. a.*, „Obesity and weight change during the COVID-19 pandemic in children and adults: A systematic review and meta-analysis“, *Obes. Rev.,* Bd. 24, Nr. 5, S. e13550, 2023.

172. B. Herpertz-Dahlmann *u. a.*, „The youngest are hit hardest: The influence of the COVID-19 pandemic on the hospitalization rate for children, adolescents, and young adults with anorexia nervosa in a large German representative sample", *Eur. Psychiatry,* Bd. 65, Nr. 1, S. e84, 2022.
173. J. L. Markham *u. a.*, „Impact of COVID-19 on admissions and outcomes for children with complex chronic conditions", *Hosp. Pediatr.,* Bd. 12, Nr. 4, S. 337–353, 2022.
174. M. Dey *u. a.*, „Longitudinal analyses (2018–2022) of the COVID-19 impact on Swiss pediatric healthcare utilization", *Eur. J. Public Health,* Bd. 34, Nr. Supplement_3, S. ckae144–1989, 2024.
175. M. Schaffert *u. a.*, „Austrian study shows that delays in accessing acute paediatric health care outweighed the risks of COVID-19", *Acta Paediatr. Oslo Nor. 1992,* Bd. 109, Nr. 11, S. 2309, 2020.
176. J. S. Xia *u. a.*, „The pandemic effects on the microbiome of infants in the neonatal intensive care unit (NICU)", *FASEB J.,* Bd. 36, 2022.
177. K. Korpela *u. a.*, „Association between gut microbiota development and allergy in infants born during pandemic-related social distancing restrictions", *Allergy,* 2024.
178. D. M. De Miranda *u. a.*, „How is COVID-19 pandemic impacting mental health of children and adolescents?", *Int. J. Disaster Risk Reduct.,* Bd. 51, S. 101845, 2020.
179. K. Meier *u. a.*, „Review of the unprecedented impact of the COVID-19 pandemic on the occurrence of eating disorders", *Curr. Opin. Psychiatry,* Bd. 35, Nr. 6, S. 353–361, 2022.
180. H. O'Connor *u. a.*, „Effects of the COVID-19 Pandemic on Early Child Development: A Systematic Review & Meta-Analysis", *J. Dev. Behav. Pediatr.,* S. 10–1097, 2022.
181. K. E. Finegold *u. a.*, „Cognitive and Emotional Well-Being of Preschool Children Before and During the COVID-19 Pandemic", *JAMA Netw. Open,* Bd. 6, Nr. 11, S. e2343814–e2343814, 2023.
182. E. Sari *u. a.*, „Explaining inequalities of homeschooling in Germany during the first COVID-19 lockdown", gehalten auf der Frontiers in Education, Frontiers Media SA, 2023, S. 1154389.

GPSR Compliance
The European Union's (EU) General Product Safety Regulation (GPSR) is a set of rules that requires consumer products to be safe and our obligations to ensure this.

If you have any concerns about our products, you can contact us on

ProductSafety@springernature.com

In case Publisher is established outside the EU, the EU authorized representative is:

Springer Nature Customer Service Center GmbH
Europaplatz 3
69115 Heidelberg, Germany

www.ingramcontent.com/pod-product-compliance
Ingram Content Group UK Ltd.
Pitfield, Milton Keynes, MK11 3LW, UK
UKHW021959190726
13853UKWH00004B/1621

* 9 7 8 3 6 6 2 7 2 8 4 8 2 *